20   년   월   일

_____님께

행복을 담아 드립니다

색깔의 반란

초판 1쇄 발행 2014년 12월 1일
초판 2쇄 발행 2016년 6월 1일

지 은 이	유화승·정인숙
발 행 인	권선복
편집주간	김정웅
디 자 인	최새롬
마 케 팅	서선교
전 자 책	신미경
발 행 처	도서출판 행복에너지
출판등록	제315-2011-000035호
주 소	(157-010) 서울특별시 강서구 화곡로 232
전 화	0505-613-6133
팩 스	0303-0799-1560
홈페이지	www.happybook.or.kr
이 메 일	ksbdata@daum.net

값 15,000원
ISBN   979-11-5602-079-0   13510

Copyright ⓒ 유화승·정인숙, 2014

* 이 책은 저작권법에 따라 보호받는 저작물이므로 무단전재와 무단복제를 금지하며, 이 책의 내용을 전부 또는 일부를 이용하시려면 반드시 저작권자와 〈도서출판 행복에너지〉의 서면 동의를 받아야 합니다.

도서출판 행복에너지는 독자 여러분의 아이디어와 원고 투고를 기다립니다. 책으로 만들기를 원하는 콘텐츠가 있으신 분은 이메일이나 홈페이지를 통해 간단한 기획서와 기획의도, 연락처 등을 보내주십시오. 행복에너지의 문은 언제나 활짝 열려 있습니다.

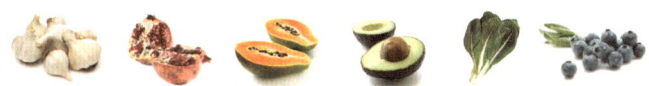

항암 컬러푸드

색깔의 반란

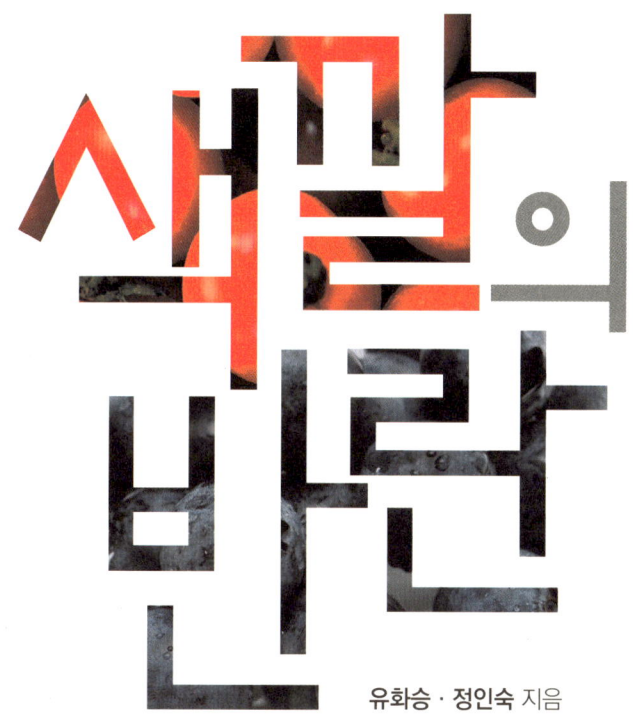

유화승 · 정인숙 지음

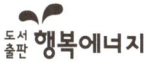

프롤로그

조금만 바꿔도
모든 것이 달라진다

우리는 색에 둘러싸여 살고 있다. 떠오르는 태양을 볼 때면 힘찬 주홍색 불덩이가 불끈 솟아오르는 것에 가슴 벅차하고, 망망한 바다의 푸른색을 보면서 평온함을 느낀다. 우리는 왜 붉은색에는 흥분을 느끼고 또 파란색에는 평화를 느끼는 걸까? 어릴 적 비 개인 동산 너머로 보였던 무지개는 누구에게나 정감이 있고 추억과 꿈이 담겨 있다.

부모로부터 물려받은 우리 유전자 속에는 색깔의 신비, 즉 빛의 공명으로 받은 색의 물질들이 들어 있다. 인간의 컬러에너지는 인간으로 탄생하기 전부터 색으로 시작되며, 난자와 정자를 만나는 순간 염색체의 미묘한 분할로 장부가 형성되고 오색찬란한 프리즘을 통해 모태 안에서 탄생하고 성장한다. 따라서 인체의 모든 장부는 빛과 색에 의해 생명을 영위하고 있는 것이다.

사람이 받아들이는 모든 것의 약 70%는 시각에 의존한다. 그중에서도 색채자극은 가장 큰 비중을 차지하는 것으로 알려져 있다. 어린아이일수록 색채자극에 예민하기에 어떤 컬러를 접하며 성장하느냐에 따라 감각 발달에 큰 영향을 받는다. 아이의 성향이나 기질에 맞는 음식, 액세서리, 의류 등을 이용한 색채치유법이 요즘 들어서 각광을 받고 있는 이유도 이 때문이다.

색채는 인체에 다양하고 강력한 영향을 미친다. 그중에서도 우리의 감정에 미치는 영향은 몹시 크다. 컬러에너지가 균형을 잃을 때 인간은 질병에 노출된다. 물론 갑작스런 사고나 재해로 인한 병증은 제외한다. 내게 맞는 색깔을 조금만 바꿔도 인생의 모든 것이 달라지게 된다. 가장 쉬운 방법은 매 끼니마다 접하는 음식의 색깔에 관심을 기울여 보는 것이다. 먹는 것을 통해 인류가 가장 무서워하는 질환인 암조차 절반이나 예방할 수 있다고 하니 정말로 놀랍지 않은가? 이 책에서 항암 컬러푸드에 초점을 맞추는 이유가 바로 여기에 있다.

이 책은 색깔이 어떻게 건강에 영향을 미치는지에 대해 항암 컬러푸드를 중심으로 설명하고 있는 건강서이지만 기존의 접근방식과는 차별성을 두도록 노력하였다. 첫 번째 장은 우선 컬러힐링을 이해하기 위해 인도 아유르베다의 차크라 이론 등을 이용하여 색깔이 지닌 본질에 대해 상세히 풀어나갔다. 두 번째 장은 색깔이 실제 우리의 삶 속에서 어떻게 영향을 미치고 또 적용될 수 있는지를 구체적인 예시를 들어 설명하였다. 세 번째 장에서는 이 책에서 중심 내용이 되는 컬러푸드를 설명하고자 현재 우리에게 주어진 문제점들을 짚어 보고 먹는 색깔의 변화를 통해 해결책을 제시하였다. 네 번째는 좀 더 구체적인 내용으로 들어가 항암 컬러영양소와 그 대표적인 음식들에 대해 현재까지 밝혀진 과학적인 근거들을 중심으로 어떤 효과가 있는지를 기술하고 그 주의사항도 함께 제시하였다. 마지막 다섯 번째 장에서는 효능과 섭취방법 등을 중심으로 암종별로 추천할 수 있는 항암 컬러푸드를 소개하였다.

기존의 책들은 막연히 항암 컬러푸드가 이러이러해서 좋다는 사실들을 호소하는 데 주력하였다면 이 책에서는 근본적으로 컬러힐링의 차원에서 접근을 시작하여 컬러영양소의 항암 효능을 최신 자료들을 중심으로 검증해 나가고 또 그 주의사항까지도 제시한다는 차별성을 강조코자 제목을 『색깔의 반란』이라고 정했다.

이 책이 비단 컬러힐링에 관심을 가지고 있는 일반 독자들뿐만 아니라 구체적인 항암식이의 원리를 알고자 하는 암환자와 가족들에게까지 도움이 되기를 바란다. 항상 세상에 행복에너지를 전달하고자 노력하시는 도서출판 행복에너지의 권선복 사장님, 책 교정에 애써주신 김정웅 과장님, 그리고 예쁜 디자인을 해준 최새롬 팀장님에게 감사의 뜻을 전한다.

2014년 11월 깊어가는 가을 컬러 속에서

저자 일동

차례

프롤로그 – 조금만 바꿔도 모든 것이 달라진다 · 04

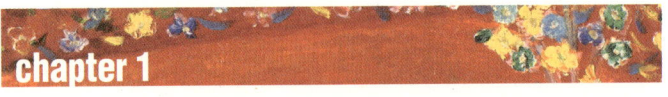

첫 번째 색깔의 반란 _ 컬러힐링이란 무엇인가?

컬러힐링이란 무엇인가? · 15
일곱 차크라 이야기 · 20
색은 과학이다 · 28
색은 의학이다 · 34
색에 대한 오해와 진실 · 39
색은 마음을 드러내는 제2의 언어 · 44

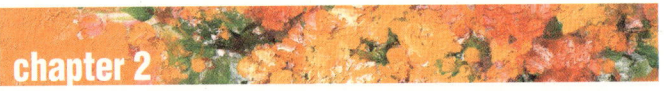

두 번째 색깔의 반란 _ 색깔을 알면 인생이 달라진다

나를 살리는 색, 죽이는 색 · 53
인체의 광 통신망과 체내시계 · 58
병명이 없는 증상들이 개선된다 · 64
손에 색을 칠해 힐링한다 · 67
색깔로 집안 분위기를 바꾼다 · 70

색을 알면 사업의 성공이 보인다 · 74
자신에게 맞는 색을 쓰면 인생이 달라진다 · 77

chapter 3

세 번째 색깔의 반란 _ 건강과 병을 부르는 식탁의 비밀

당신의 식탁이 위험하다 · 85
왜 이렇게 아픈 사람들이 많은 걸까? · 92
색깔이 음식에 미치는 영향 · 99
가장 시급한 것은 식탁 혁명 · 106
색깔을 먹어 치료한다 · 111
내 몸에 맞는 컬러푸드를 찾아라 · 118
항암 컬러푸드 혁명 · 125

chapter 4

네 번째 색깔의 반란 _ 항암 컬러 영양소

빨간색의 반란 · 135
· 토마토와 라이코펜

주황색의 반란 · 140
· 호박과 베타카로틴

노란색의 반란 · 144
· 알로에와 비타민 C

초록색의 반란 · 149
- 브로콜리와 인돌
- 신선초와 엽산
- 녹차와 카데킨

하얀색의 반란 · 161
- 양배추와 루테인
- 양파와 퀘르세틴
- 마늘과 황화알릴

파란색의 반란 · 172
- 블루베리와 안토시아닌

보라색의 반란 · 177
- 포도와 레스베라트롤

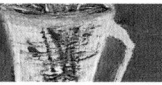

chapter 5

다섯 번째 색깔의 반란 _ 암종별 항암 컬러푸드

폐암과 항암 컬러푸드 · 189
- 블루베리
- 아사이베리
- 브로멜라인

위암과 항암 컬러푸드 · 193
- 루이보스 차
- 양파
- 양배추

결장암과 항암 컬러푸드 · 197
- 비트(근대)

- 당근
- 고구마

유방암과 항암 컬러푸드 · **202**
- 올리브 잎
- 아스파라거스
- 호두
- 녹차

자궁경부암과 항암 컬러푸드 · **208**
- 마늘
- 파파야
- 브로콜리

전립선암과 항암 컬러푸드 · **213**
- 석류
- 토마토
- 아보카도
- 아마씨

에필로그_ 음식을 약으로 만들어라 · **220**

Appendix

용어설명 · **226**
참고 문헌 · **233**
참고 논문 · **234**
출간후기 · **238**

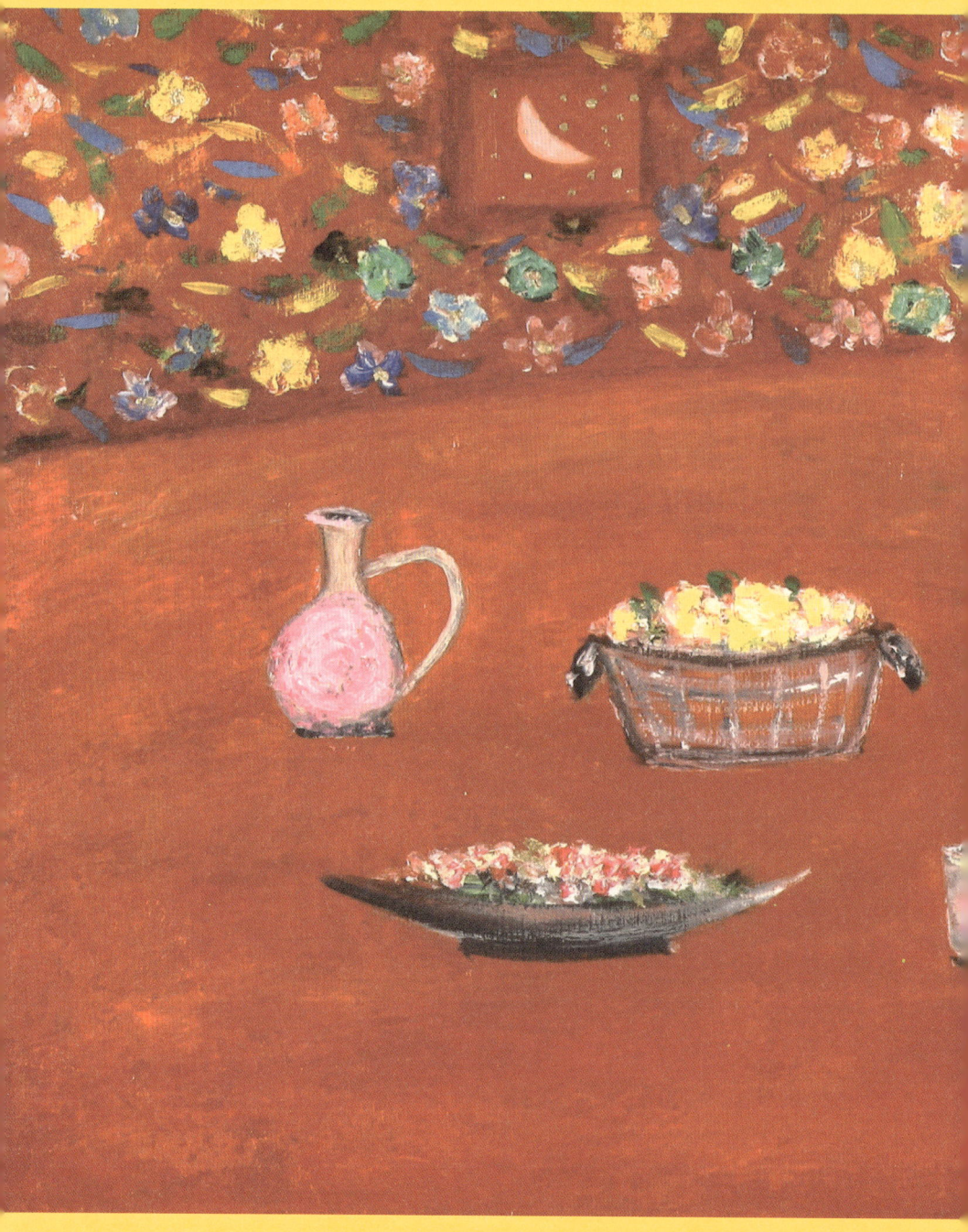

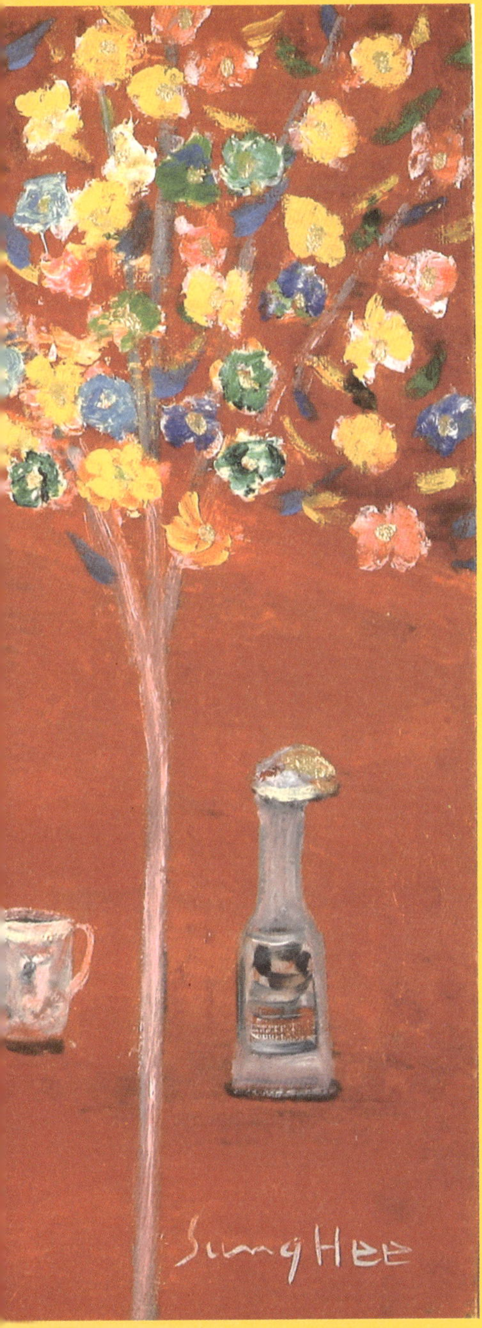

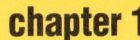

chapter 1

첫 번째 색깔의 반란

컬러힐링이란 무엇인가?

빨강은 인간의 원초적인 에너지의 발현과 관련되며
생식계의 작용과 아주 깊은 관련이 있다.

컬러힐링이란 무엇인가?

　인간이 색의 존재와 그 힘을 인식하게 된 것은 선사시대부터라고 알려져 있다. 날씨가 생활에 절대적인 영향을 미쳤던 만큼 인간에게 태양과 빛은 곧 생명과 결부된 중요한 문제였고, 해와 달뿐 아니라 비가 내리고 난 후 뜨는 일곱 색깔의 무지개 역시 신성한 것으로 여겨졌다.
　고대에는 의사들이 영혼까지 치유하는 종교적인 샤먼*shaman*의 역할까지 담당했다. 그 과정에서 이들은 태양이 만들어내는 색채를 자연스럽게 주술 등의 치유책으로 받아들였을 것이다. 색채치료 즉, 컬러힐링은 과학문명이 발달하면서부터는 신비주의로 치부되기에 이르렀고 점점 그 자취를 잃어 가는 듯했다. 하지만 최근 현대 의학의 한계가 제기되고 웰빙 열풍이 불면서 컬러힐링은 다시 주목을 받고 있다.

그렇다면 컬러힐링은 무엇을 뜻하는 걸까? 많은 사람들이 색채치료 즉, 컬러힐링이라고 하면 대충 짐작은 하면서도 제대로 된 대답을 하지 못한다. 미술 심리학 쪽의 분야로 알거나 미용학에서 다루는 아티스트들의 분야로 알고 있다. 하지만 어렵거나 복잡하게 생각할 필요는 없다. 컬러힐링이란 말 그대로 색의 파장을 이용한 치료법이다. 인체의 조성물들은 하나하나 색깔과 관련이 있으므로 색채를 통해 신체의 면역력을 강화시켜 질병을 치료할 수 있도록 돕는 분야라고 생각하면 이해가 쉽다.

만물은 색의 지배를 받는다. 지구상의 모든 사물들은 색채를 가지고 있고, 눈에 보이지 않지만 진동과 주파수에 따라 색을 나타낸다. 인간의 시신경을 통해 색은 뇌로 전달되어 마음과 감정까지 색의 지배를 받는다. 독일의 물리학자 키르히호프(1824~1887)는 "물질은 자기가 발하는 빛과 같은 파장의 빛을 흡수한다."는 사실을 발견했다. 이 말은 곧 인체는 자기 몸에서 발하는 빛과 같은 파장의 빛을 자연에서 받아들인다는 뜻이다. 빛이 눈의 망막에 도달하면서 자극이 발생하고 그 자극이 시신경을 통해 대뇌에 전달되어 비로소 색을 인지하게 된다. 파장과 주파수에 따라 각각 다른 특유의 성질을 가지는 빛은 X선, 레이저파, 전파 등 그 파장에 의하여 나뉠 수 있다. 인간은 대략 380~780nm 범위의 파장을 눈으로 볼 수 있는데 인간이 볼 수 있는 범위의 빛을 가시광선이라고 부른다. 이 빛을 프리즘에 통과시키면 굴절 각도에 따라 빨간색, 주황색, 노란색, 초록색, 파랑색, 남색, 보라색의 7가지 스펙트럼을 형성한다. 빛의 일부분인 색에는 각각의 에너지와 파장이 있는데, 이 에너지와 파장을 이용해서 우울증과 같은 질병을 치료하기도 하는 것이다.

한의학의 이론을 살펴보면 인체의 장부는 각기 다른 컬러와 공명한다. 간장은 파랑색, 심장은 빨간색, 비장은 황토색, 폐는 흰색, 신장은 검정색, 심포는 남색과 각각 공명한다. 그리고 담낭은 초록색, 소장은 분홍색, 위장은 노란색, 대장은 회색, 방광은 검정색, 삼초는 보라색과 각각 공명한다. 인체는 소우주이기 때문에 실로 놀라운 컬러에너지의 공명이 일어나고 있음은 양자역학이나 양자이론 또는 나노 테크놀로지의 세계에서나 설명이 가능할 것이다.

예로부터 오래된 해수 천식이나 폐질환을 앓을 때 무엇을 달여서 먹였고 도라지나 배를 꿀과 함께 복용했다. 비록 선조들은 도라지나 배의 어떤 성분이 유효한지는 몰랐지만, 폐가 흰색과 서로 공명한다는 사실을 지혜롭게 민간요법으로 활용한 것은 아닐까 생각해본다.

평소 쉽게 피곤함을 느끼는 사람은 간 기능이 약한 경우가 많다. 이런 사람은 파란색 의상을 입고 파란 하늘을 보면서 자연 명상을 한다면 피곤함이 덜해질 수 있을 것이다. 심장과 소장이 약하다면 붉은 계열의 옷과 따뜻한 음식을 함께하면 도움이 될 수 있을 것이다. 위장과 비장이 약하다면 노란색 의상과 파인애플, 바나나, 카레 등 노란색의 음식이 소화기능을 강화시킬 수 있다. 신장이 약한 사람은 하의를 검정색으로 입고 자주 검정콩이나 흑임자를 먹으면 신장의 기능이 향상될 수 있다. 이처럼 자신이 가지고 있는 고유의 색채, 파장에 어울리는 옷을 입고 음식을 먹으면 몸의 면역력이 향상되어 건강을 되찾는 데 도움이 될 수 있는 것이다.

이 세상의 모든 만물은 고유의 색채를 가지고 있다. 진동과 주파수를 가진 색은 그 자체로 세상을 더 아름답고 풍요롭게 하는 힘을 지닌다. 따라서 색채를 적절히 활용하면 색채에서 나오는 진동이 인체에 흡수되어 긍정적 에너지로 발산하게 된다. 이는 마음과 감정, 신체의 조화를 이뤄 본래 인체가 가지고 있는 면역력과 치유력을 높여 질병을 이겨 내도록 돕는다는 의미이다.

평소 자신이 좋아하고 싫어하는 색채에너지를 각 장부의 건강상태를 판단하는 데 활용하여 균형을 맞추어 준다면 삶의 활력은 절정에 다다를 것이 틀림없다. 컬러에너지의 넘침과 부족함의 균형을 맞추어 주는 것은 고정관념의 벽을 깨고 색을 받아들이는 독자들의 몫일 것이다. 저마다 자신에게 맞는 고유의 색이 있으니, 이제 이 책을 통하여 색깔을 활용해 일상의 스트레스와 질병을 스스로 극복해 보도록 하자.

일곱 차크라 이야기

　인도의 전통의학인 아유르베다는 생명과학과 삶의 지혜를 배우면서 실행하는 몸과 마음의 수련법이다. 아유베르다에서는 인체는 척추를 따라 7개의 에너지 센터를 가지고 있다고 인식하고 있는데 이것이 바로 '차크라Chakra'이다. 차크라는 산스크리트어로 바퀴, 또는 원형이라는 의미를 지니고 있다. 우리 몸의 모든 것은 둥근 형상이며, 지속적으로 움직이고 있기 때문에 이 운동의 중심 센터들을 가리켜 차크라라고 부르는 것이다. 7개의 차크라가 인체의 앞면과 뒷면을 소용돌이치듯 순환할 때마다 미세하면서도 부드러운 진동으로 빛과 컬러에너지가 발산된다. 각각의 차크라는 고유의 색과 소리와 형태를 가지고 있으며 인간의 생명에너지의 근원이 되므로 육체와 정신의 교차점이며 사다리라고 볼 수 있다.

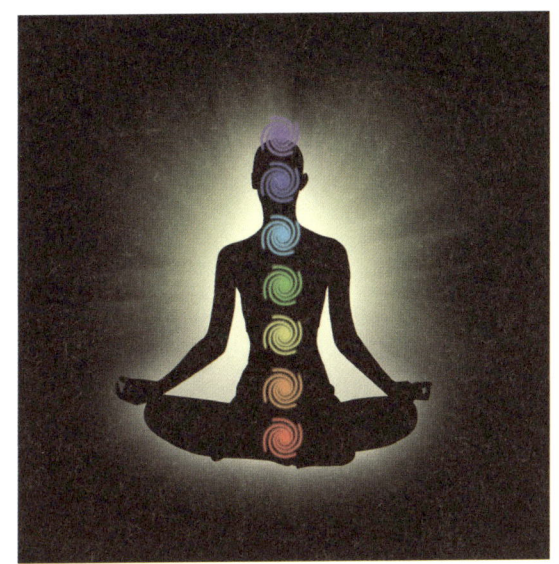

▲ 인체를 구성하고 있는 일곱 차크라

그렇다면 7개 컬러의 속성을 하나씩 열어보기로 하자.

첫 번째 차크라의 색인 빨강은 회음부위의 차크라(물라다라 차크라)이며 인간의 원초적인 에너지인 쿤달리니가 발현되는 곳이다. 척추의 맨 아래와 자궁경부 뒷면에 위치하며 생식계의 작용과 아주 깊은 관련이 있다. 요즈음 들어 불임증 환자나 미혼인 여성들의 자궁암이 늘고 있는 이유는 인유두종 바이러스 *HPV* 이외에도 치마의 길이가 자꾸만 짧게 올라가 몸이 냉해져서 오는 원인일 수도 있고, 인체에 유해한 환경 호르몬이나 식습관의 문제도 꼽을 수 있다. 우리 어머니 세대에서는 아궁이에 쪼그리고 앉아 불을 지폈기 때문에 자연히 따가운 빛과 컬러에너지가 동시에 비춰져 회음 차크라가 건강했을 것이다. 인도의학에서 생리불순이나 폐경기의 증상에 빨간색 팬티를 추천하는 것은 생명의 원초적인 빨강에너지를 회음 차크라에 전하기 위함이다. 빨간색의 선호도 연구에서는 젊은 층보다 노인들에게 있어서 훨씬 높은데 이것은 바로 회음 차크라, 즉 빨간색 에너지가 고갈됐음을 증명해주는 결과라고 보면 정확하다. 이 차크라가 약해지면 좌골신경통, 만성요통, 정맥류, 암, 우울증, 하지통증 등이 온다. 따라서 제철에 나는 토마토나 석류와 같은 빨간색의 과일들을 충분히 섭취해야 함은 두말할 나위가 없다.

두 번째의 차크라의 색인 주황은 단전 차크라(스바디스하나 차크라)이다. 이 차크라는 방광, 전립선, 부신호르몬, 대장, 요추와 관계가 깊다. 이곳은 수련을 할 때나 호흡명상을 할 때 온전한 생각으로 몰입하는 자리이다. 또한 삶을 살아가는 데 있어서 선택할 수 있는 결단력을 주며, 단전에 힘을 주면 없던 힘도 용솟음친다는 말이 있듯이 에너지를 제공해주는 차크라이기도 하다. 인간을 둘러싼 모든 외부세계와 상호작용을 하는 차크라이기에 현대사회에서 일어나는 인간관계의 갈등과 불미스러운

일들을 바로 단전 차크라가 병들었기 때문으로도 해석할 수 있다. 이 차크라에 병이 들면 감정적으로 심하게 쇼크를 받아 헤어나지 못하고, 자신감도 없어지므로 상처 받기 쉬워서 타인과의 관계에서 부정적인 에너지를 형성한다. 반면 주황색은 가게 인테리어에 활용한다면 사람을 끌어들이는 데 힘을 발휘하므로 매출이 오를 수 있는 컬러이다. 혹시 주유소의 간판을 유심히 본 적이 있는가? SK주유소는 간판에 주황색과 빨간색을 사용하고 있다. 주황색 컬러인 귤, 오렌지, 단호박을 먹고 팬티나 속에 입는 하의를 주황색으로 입는다면 어쩌면 사업이 SK주유소처럼 왕성해질는지도 모른다.

세 번째 차크라의 색인 노랑은 위장 차크라(마니푸라 차크라)이다. 이는 배꼽 뒤, 척추, 위장, 신장, 간장, 태양신경총에 위치한다. 자신감, 안정감, 책임감, 믿음, 용기를 주지만 반면 스트레스에 민감한 부위이다. 많은 사람들이 위장병을 앓으면서 답답함을 호소하는 부위이기도 하다. 특히 심인성 질환으로 오랫동안 고통스러울 때 이곳을 치료하게 되면 놀랄 만큼 효과가 빠른 차크라다. 여기에 문제가 있으면 급·만성 소화불량, 위·십이지장 궤양, 당뇨, 식욕부진이나 항진, 간 기능 장애가 발생할 수 있다. 결국 마음이 불안하거나 화가 날 때 위장과 간장의 스트레스로 인해 육체적으로 질병이 오는데 불안감, 두려

움 때문에 자신감에도 문제가 생기는 것이다. 소화기가 안 좋은 사람들은 카레, 노란색 파프리카, 바나나, 참외 등을 즐기도록 해보자. 그리고 곧 봄볕에 나올 노란 병아리를 보며 명상을 한다면 복부에 평화가 깃들어 위장이 편안해질 것이다.

　네 번째 차크라의 색인 초록은 가슴 차크라(아나하타 차크라)이다. 사랑의 에너지를 듬뿍 주는 차크라로서 심장, 척추, 흉선, 폐, 어깨, 팔, 손과 연결되어 가장 강력한 에너지를 발현시킨다. 가슴 차크라가 활발하다면 심장마비나 협심증 등 순환기 문제를 걱정할 필요가 없지만 만일 이상이 생겼다면 혈압문제부터 시작해서 심장질환이나 오십견 등을 앓기 쉽다. 개인의 내면적 갈등보다는 모든 욕심을 내려놓고 신성으로 향하게 할 뿐 아니라 증오심보다는 사랑으로 용서하고 이해하게 해주는 역할을 한다. 마음이 멍든 여자들의 어깨관절 질환은 거의 대다수가 초록색의 사랑에너지가 교란되어 발생하는 것이다.

　다섯 번째 차크라의 색인 파랑은 목 차크라(비슈다 차크라)이다. 인체의 평형과 갑상선, 부갑상선 기능을 주관하고 목, 치아, 기관지, 발음기관 등에 영향을 미친다. 이는 의사소통 능력과 창의력과 분별력을 키워주며 감정의 초록색을 넘어 평화를 찾는 색이다. 침울한 감정을 갖고 의기소침하여 움츠러들었다면 가슴을 활짝 열고 바다처럼 넓은 마음을 가지고 포용력을 키워야 한다. 허약해지면 감정통제가 어렵고 변화에 민감해지고 쉽게 피로감을 느낀다. 할 말을 못 하고 살면 기가 막혀서 갑상선암이 생기기 쉽고 신체기능에 빨간불이 켜지게 된다. 파란 가을 하늘이나 강, 호수, 바다를 맘껏 쳐다보며 자연명상을 하면서 직관력과 통찰력을 얻는 지혜가 필요하다. 파란 음식으로는 블루베리, 푸른 자두, 월귤나무 열매 등이 있다. 갑상선 기능에 문제가 있는 독자분이시라면 당장 파란색 목도리를 사서 느슨하게 목을 감고 있으라고 권유하고 싶다.

여섯 번째 차크라의 색인 남색은 미간 차크라(아즈나 차크라)이다. 눈두덩과 송과선에 연관된 시각 및 청각기관을 비롯해 내분비계 기능을 담당한다. 영적인 의식을 밝게 해주며, 자연현상의 진정한 법칙을 통찰하게 하고 몰입하게 한다. 수면을 조절하는 송과선은 멜라토닌 분비를 조절하여 주는데, 불면증일 경우 송과선의 균형이 깨지게 되어 저항력이나 면역력이 떨어진다. 또한 우울증을 유발하거나 지나치게 내성적인 성격으로 만들 수도 있다. 남색은 또한 12개의 장기 중 무형의 장기인 심포의 색이다. 남색의 음식은 눈, 귀, 코, 즉 얼굴에 생기는 질병과 폐질환, 천식 및 소화불량에 효과가 있다. 해당 음식으로는 블랙올리브, 블랙베리, 블랙체리, 깐 포도와 까치밥나무 열매, 바닐라콩 등이 있다.

일곱 번째 차크라의 색인 보라색은 머리의 맨 꼭대기에 있는 두정 차크라(사하스라라 차크라)이다. 두개골체계와 신경계통, 골격계통, 송과선, 모든 신경통로를 제어하며, 기도와 명상을 통해서 몸에 내재된 에너지가 우주와 합일되는 순간을 맛보게 한다. 이 차크라가 발달한 사람들은 가장 재능이 좋은 보라색 에너지를 지니고 또 진리, 존재, 행복 그 자체에 이르게 된다. 두정 차크라는 또한 회음부의 빨강 차크라와 함께 활기차고 행복한 에너지인 쿤달리니가 발현되는 곳이기도 하다. 두정 차크라의 조화가 깨지면 우울증이 오며 몸에는 이상이 없는데 만성적인 피로감과 두통을 호소하게 된다. 또한 빛과 소리에 지나치게 예민해지며 공황상태가 되기도 한다. 보라색 에너지가 많이 있는 음식으로는 가지, 포도, 오디, 보라색 브로콜리, 비트가 있으며, 이 음식들은 혈액을 정화시키고 심지어는 암의 성장을 억제하는 데도 도움을 준다.

지금까지 살펴 본 차크라들을 보다 쉽게 이해하려면 인체의 각각의 부위에 7개의 발전소가 있다고 상상해보면 된다. 신체적으로 또는 심리적으로 계속해서 압박이나 스트레스를 받는다면 발전소가 제대로 가동될 리가 없다. 이러한 차크라의 발전소에서 발현되는 에너지들은 고유한 에너지 파동을 가지고 서로 톱니바퀴처럼 맞물려 돌아가고 있다.

차크라는 물질적 혹은 정신의학적 견지에서 정확하게 규명되기는 어렵지만 섬세한 생명력이 활동하는 중심부이다. 차크라는 교감신경계, 부교감신경계 및 자율신경계와도 상호관계를 맺고 있으며, 우리의 온몸 구석구석을 긴밀히 연결해주고 있다. 따라서 일곱 개의 차크라 안에 마음을 모두 담아 의식 속에서 생활한다면 에너지의 흐름은 자연히 순조로워질 것이며, 일곱 차크라와 함께하는 삶 속에 인간의 행복이 있다고 말할 수 있을 것이다.

색은 과학이다

빛과 컬러를 과학적으로 입증한 여러 나라의 학자들이 있다. 1978년 독일의 피터 만델 박사는 동양의학의 음양오행론, 침과 경락에 관한 연구, 포톤에 관계하는 생물학적, 물리학적 연구를 통해 색채광선 요법을 체계화시켰다. 또 같은 시기에 독일의 물리학자인 프리츠 알버트 포프 박사는 모든 생명체의 세포에서 바이오포톤 *bio-photon*이라는 빛을 발견함으로 인체 속에도 빛과 색이 들어있다는 것을 입증했다. 바이오포톤 세라피의 개념은 1920년대 구소련에서 처음 제시되었는데 아주 미세한 무지갯빛 가시광선이 방출되는 원리이다. 최근에는 광증폭기로 100만 배 이상 빛을 증폭하여 혈액순환 개선을 위한 원적외선 온열 치료법으로 활용되기도 한다.

프랙탈 이론은 우리 몸의 일부분인 귀, 손, 발, 홍채 등을 통해 인체 전체를 볼 수 있다는 이론이다. 그래서 우주의 프랙탈 구조 속에서 사람은 하늘의 기운인 호흡과 땅의 기운인 음식물을 통해 기를 얻어 6장과 6부를 운행하며, 머리부터 발끝까지 통로를 따라 움직인다는 것이 바로 경락과 장부 이론이다.

한편 장기가 각각 열두 개의 고유한 색과 공명하듯이 열두 경락 역시 열두 가지의 색깔로 변화하면서 몸과 팔, 다리로 흐른다. 각각의 장부의 컬러와 경락 노선의 컬러가 서로 공명되기 때문에 이 에너지의 흐름에 교란이 일어나면 인간은 질병에 노출되게 된다. 머리 부분에는 보라색이, 얼굴 부위에는 남색, 목 부위에는 파랑, 가슴에는 초록, 그리고 배(위장)에는 노랑, 배꼽(단전)은 주황, 생명체를 탄생시키는 회음과 성기부위에는 빨간색이 서로 공명하여 인체 하나하나의 세포들에게 빛 에너지를 제공해 준다. 바로 인체는 소우주이고 자연은 대우주이기 때문에 장기마다 서로 다른 색채를 내는 것이며, 소우주인 인체의 생명을 유지하려면 대우주의 빛 체계와 공명해야만 한다. 자연의 빛과 미토콘드리아에서 내는 빛이 서로 공명할 때 세포 속의 색소체가 이를 받아들이고 이 빛깔을 염색체가 염색하여 세포를 분열시키고 증식시킨다. 태양의 일곱 빛깔이 인체의 일곱 부위를 비추면 각 부위의 세포들이 그 빛을 받아 염색함으로써 인체는 생명을 유지한다.

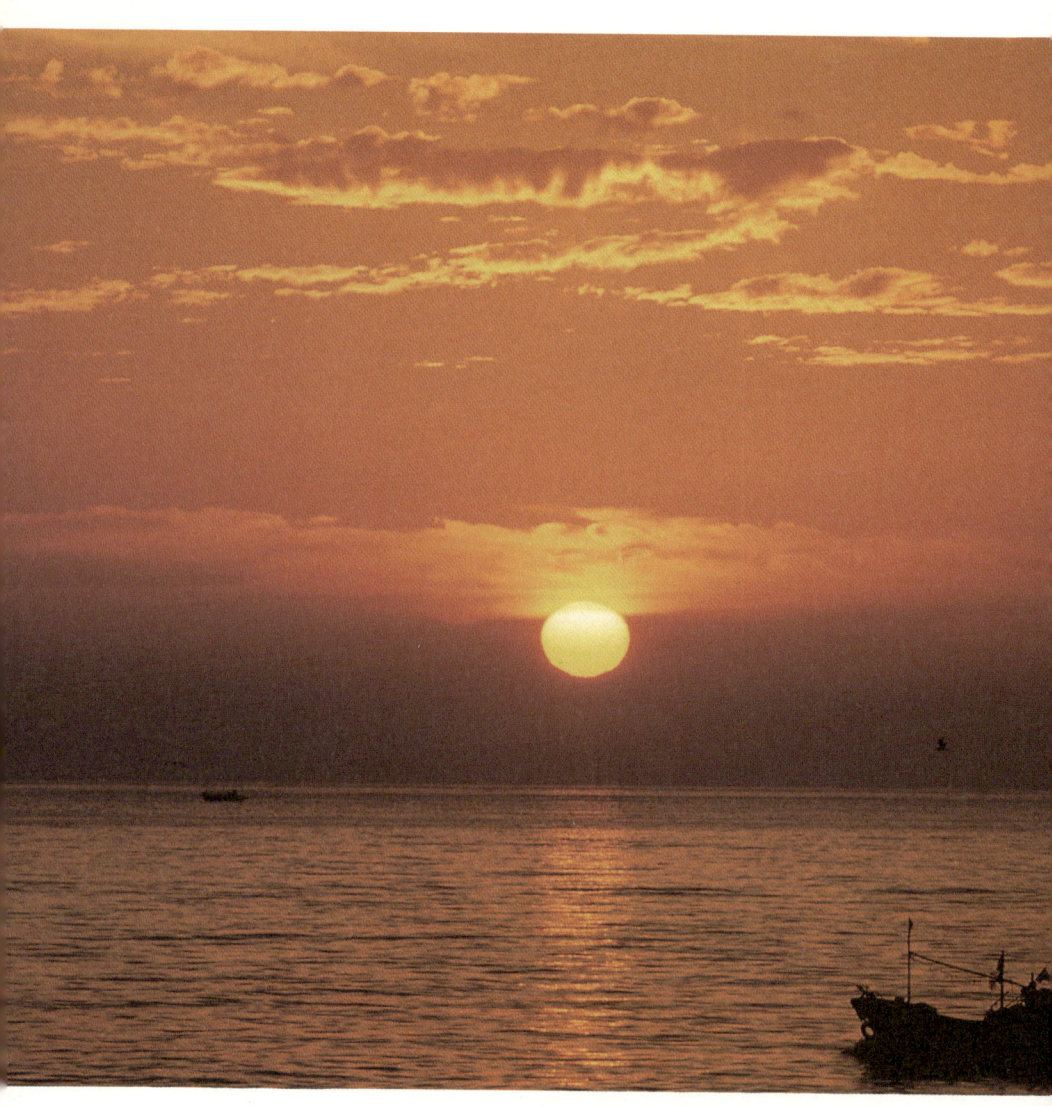

◀ 인간에게 태양과 빛은 곧 생명과 결부된 중요한 문제이다. 떠오르는 태양을 볼 때면 힘찬 주홍색 불덩이가 불끈 솟아오르는 것에 가슴 벅차오름을 느낄 수 있다.

실제로 색이 우리 인체의 장기에 공명되는 주파수는 각기 다르다. 장부의 세포 하나하나마다 주파수 영역이 다르기 때문에 빛을 통해 컬러에너지가 전달되는 주파수도 다르다는 것이다. 위장세포와 간장세포는 서로 기능이 다르기 때문에 주파수도 다르고 컬러도 다르게 공명된다. 어쩌면 색은 인체에서의 조명필터와 같은 역할을 수행하는 일등 공신일 것이다. 나무가 새싹이 돋고 잎이 무성해지다가 점차 낙엽이 지고 고목이 되듯, 색에 순응하기 위해 필터의 기능을 발휘하는 식물들도 대자연의 섭리대로 살면서 인간과 함께 공존하는 것이다. 색은 즉 빛이고 생명체가 빛의 존재라는 것은, 인간을 포함한 어떤 생명체도 빛이 없으면 존재할 수 없다는 것을 의미한다.

이를 좀 더 알기 쉽게 설명해보자. 소리굽쇠의 진동현상은 같은 쌍의 소리굽쇠 중 다른 하나로 다른 굽쇠를 진동하면 같은 진동수를 갖는 파장이기에 같은 파장으로 울리지만, 진동수가 전혀 다른 굽쇠를 같은 쌍

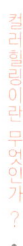

의 소리굽쇠 중 하나를 쳤을 때 전혀 진동하지 않는 것처럼 색깔과 빛 역시 각각의 진동과 주파수가 다르다는 것이다.

어린 시절 친구들과 놀다가 동네 담벼락 밑에 옹기종기 쭈그리고 앉아 돋보기를 가지고 놀았던 기억은 누구나 있을 것이다. 햇빛이 내리쬐는 각도와 간격을 잘 맞추게 되면 종이가 타는 것을 보고 신기해서 그 불을 솔가지에 지펴서 콩서리 해 온 것을 익혀 먹곤 했는데, 이 원리가 바로 빛과 색이 빚어낸 과학인 것이다. 인체의 피부가 햇빛을 받을 때는 그냥 종이 위에 빛이 쏘이는 것뿐이지만 인체의 특정한 부위에 장부와 관계되는 컬러를 피부에 붙이면 강력한 에너지가 나오게 된다. 즉, 종이에 햇빛을 모아 일정한 자리에 쏘여서 태우는 원리와 같다. 피부 위에 칠해진 색이 바로 돋보기와 같은 역할을 하기 때문에 해당되는 장부에 컬러에너지가 전달되는 것이다.

식물들도 햇빛을 보며 광합성을 하듯이 인간도 계절에 따라 흡수해야만 하는 빛의 에너지를 조절하기 위한 작용이 몸속 깊은 곳에서까지 나타난다. 따라서 한순간도 빛과 색이 없이는 존재할 수 없으므로 인간은 빛과 색의 존재라고도 할 수 있다. 물리학자 아이작 뉴턴(1642~1727)은 "빛은 인간이 눈과 마음으로 색의 존재를 인식하는 데 없어서는 안 되는 필수적인 조건이며 색은 빛, 그 자체이다."라고 주장했는데, 그는 빛과 색을 볼 수 있는 감각의 인식으로까지만 보았을 뿐 그 자체가 강렬한 생명의 에너지를 가지고 있다는 사실까지는 인식하지 못한 것 같다.

자연은 색을 통해 계절의 변화를 조절하고 우리 인체는 자연이 내뿜는 조절기능을 고스란히 받아들이면서 살 수밖에 없다. 정상적인 생명활동에 필요한 특정 에너지가 부족하여 인체가 자율적인 조절기능을 상실했을 때 우리는 "병들었다."라는 말로 표현한다. 색채는 고유의 파장과 진동수를 가지고 있는 에너지 자체이기 때문에, 만약 인체에 필요한 에너지(색채)만을 선별적으로 필터링하여 받아들일 수 있다면 인체의 조절기능을 정상으로 되돌릴 수 있을 것이다.

약 200년 전 괴테는 『색채론』으로 당시에 비과학적이라는 비판을 받았었지만 오늘날에 와서는 '색채치료'의 선구자로 추앙받고 있다. 색채는 인간의 육체뿐아니라 심리적인 부분에까지도 영향을 끼치기에 매우 중요하다. 최근에는 심신의학이나 색채치유 이론에 따라 심리적인 해방감이나 안정감을 줄 수 있는 작용에 대해 주목받고 있다. 현대의학의 조명을 받을 정도로 눈부시게 발전한 것을 고려해 본다면 이제는 좀 더 폭넓은 시야로 컬러힐링을 바라보아야 할 것이다.

색은
의학이다

"색은 의학이다."라는 말이 조금 생소하게 들릴지 모르겠다.

강의실에서 만난 한 남자 대학생이 이렇게 말했다.

"저는 노란 컬러의 의상을 좋아하는데, 어두운 색이 잘 어울리다는 주위 사람들의 말에 검은색이나 쥐색과 같은 컬러의 옷을 즐겨 입었어요. 그런데 언젠가부터 음식을 먹게 되면 속이 더부룩하고 소화가 잘 되지 않았어요. 그리고 따끔거릴 때도 있어 병원에 찾았는데 만성위염이라고 하더라고요. 제가 컬러힐링에 대해 관심을 가지면서 '만성위염이 혹시 즐겨 입었던 어두운 계통의 컬러의 옷과 상관이 있지 않나?'라는 생각이 얼핏 들었습니다."

어쩌면 그 학생의 만성위염은 위장 차크라에 노랑 컬러에너지가 부족한 상태일는지도 모른다. 사람들은 계절과 감정에 따라 입고 싶은 옷과 액세서리가 달라진다. 그러나 이것은 색채의 파동이 장부에 보내져서 공명되어지는 에너지 체계에 의한 것이다.

해마다 치러지는 마라톤 선수들의 숨가쁜 경기를 보노라면 종종 호흡조절이 안되는 급박한 상황이 연출되기도 한다. 그런 시급한 상황에 마라토너를 그늘로 옮긴 후 윗옷을 올리고 가슴 위에 진초록 나뭇잎을 따서 올려놓으면 보통의 경우보다 빠르게 정상으로 회복한다고 한다. 앞에서 언급한 대로 가슴 차크라는 초록색이기 때문에 나뭇잎의 짙은 초록엽록소에 그 비밀이 숨어 있을는지도 모른다.

살다 보면 계획했던 일이 꼬이거나 믿었던 사람이 배신할 때 명치끝이 답답함을 느끼거나 스트레스가 머리 꼭대기까지 올라갔을 때 속된 말로 "뚜껑이 열린다."라고 말한다. 이럴 때도 앞에서 말한 것처럼 진초록색이나 초록색이 진정시키는 효과를 준다. 초록색은 사랑의 에너지를 가지고 있기에 남으로부터 받으려고만 하지 않고 남에게 베풀 수 있는 능력을 지니게 하기 때문이다.

초록색과 공명이 되는 쓸개의 담석에 대해 인도의 고대의학인 아유르베다에서는 초록색의 병에 물을 담아 오랜 시간 햇빛을 쪼인 후 마시게 함으로써 치료에 응용했다. 빛을 통해서 초록색의 병 안에 있던 물이 초록색과 공명하여 초록색 기운을 띤 물로 되어 마셨을 때 쓸개로 공명이 된다는 사실을 그들은 믿었기 때문이었다.

또 인도에서는 신생아 황달에 무조건 옷을 벗겨 빛을 쏘이게 했다. 그들은 비록 과학적인 입증은 없었지만 하늘의 파란색과 가시광선의 파란색이 공명된다는 사실을 알았기에 이를 전통적으로 응용을 했던 것이다. 이에 영국의 크레머 박사는 1958년에 태양광선에서 나오는 빛이 어떤 작용을 하여 황달을 치료하는가에 대한 연구를 했다. 마침내 파란색의 빛이 간의 빌리루빈 수치를 낮춘다는 것을 규명해낼 수 있었고 그 결과 오늘날 신생아의 황달은 다른 의학적인 도움 없이 파란색의 광선요법만으로도 치료할 수 있게 되었다.

식욕이 당기는 대로 먹다 보면 칼로리가 과해서 비만이 되기 쉬운데 이럴 경우에 음식을 파란색의 도자기 접시에 담아서 놓으면 식욕 억제에 한층 도움이 된다. 파란색은 식욕을 억제하는 컬러이기 때문이다. 살찌는 것이 두려운 주부라면 가족을 위해 정성껏 맛깔스러운 음식을 준비할 때 자신이 먹을 음식은 따로 파란색 도자기 접시에 담아보도록 하자. 젓가락을 들고 몇 번 먹다 보면 식욕이 점차 떨어지게 되는 것을 경험할 수 있을 것이다. 파란색은 음식의 쓴맛을 증폭시켜 식욕을 떨어뜨린다. 또한 대부분 음식의 독성을 표시할 때도 파란색이 사용된다. 따라서 식기나 주방의 색을 파란색으로 처리한다면 다이어트에 도움이 될 수 있을 것이다.

사람들 중에 입맛이 없어 고민인 사람도 많다. 특히 봄철에는 더욱 그렇다. 이럴 땐 식욕을 돋울 수 있는 컬러인 주황색을 활용하면 도움이 된다. 식욕이 감퇴되어 입맛을 잃기 쉬운 봄철에는 주황색 접시에 파릇한 봄나물을 담아 상을 차린다면 식욕을 촉진시킬 수 있다. 노란색의 경우도 달콤함과 신맛에 빠져들게 하는 색으로 알려져 있다.

자녀들 가운데 유치원생이나 초등학생의 경우 집중력이 약하거나 원만한 친구관계를 맺지 못하는 아이가 있다면 초록색 상의에 보라색 모자를 씌우고 보라색 음식을 먹여보도록 하자. 두정 차크라에 영향을 미쳐 도움을 줄 것이다. 또 수험생들이나 입사시험을 앞둔 구직자들에게 보라색 베갯잇을 사용하면 심리적 안정을 주어 시험공부에 효과적이다. 또한 여고생이라면 모자, 헤어밴드, 머리핀 등을 보라색 계통의 컬러로 하고 다니면 집중력을 높여줘서 성적 향상에 도움이 된다.

우리는 우울할 때는 어두운 색을 입고 화창하고 밝은 날 기분이 좋을 때에는 상쾌한 옷차림으로 외출복을 선택한다. 밤과 낮 구별 없이 지구상의 인간은 모든 색깔의 스펙트럼 안에서 존재하며 병을 치유해 나가고 있다. 색채가 인간의 심리적인 면이든 의학적인 면이든 간에 분명한 것은 효과가 탁월하고 확실하다는 것이다. 따라서 요즈음에는 과학적인 방법을 이용하여 병원이나 치료센터, 미용관리센터들이 색채요법을 선택하여 치료요법으로 사용하는 곳이 점차 늘고 있다.

그렇다. 색은 인간이 생활하면서 지혜를 담아 온 의학이다. 색을 '색'으로만 보기보다는 빛과 함께 의학으로 인식하게 되면 그 가치는 헤아릴 수 없이 높아질 것이다.

당신과 나, 우리 모두는 저마다 소우주라고 할 수 있다. 소우주인 우리는 끊임없이 대우주, 태양에서 쏟아지는 색에 의해 좋은 영향, 좋지 않은 영향을 받고 있다. 따라서 먹는 음식, 입는 옷, 이불이나 베갯잇 등과 같이 자주 접하는 것들을 나에게 맞는 컬러를 택해서 활용한다면 보다 활기차고 건강한 생활을 할 수 있게 될 것이다.

색에 대한 오해와 진실

요즘 사람들의 옷 입는 모습만 봐도 세상이 많이 달라졌구나 하는 생각이 든다. 예전과 달리 남성들도 옷을 입는 경향이 예전보다 섹시해졌고, 여성들 역시 색채 선택에 있어서 화려한 원색으로 입는 경향이 많기 때문이다. 몇 년 전에는 파스텔 톤을 선호했던 시절이 있었지만 지금은 문양이 뚜렷한 색상이거나 화려한 원색 컬러로 된 옷들을 선호하는 경향이 높다. 희한하게도 원색 혹은 색채가 강한 옷을 입는 사람들을 보면 절로 기분이 좋아지고 유쾌해지곤 한다.

우리 고유의 전통 옷의 색을 보면 대체로 흰색을 선호했다는 것을 알 수 있다. 백의민족의 기질상 흰옷을 입었던 것은 흰색의 완강함이나 고집을 표현하는 것이라 할 수 있다. 이것은 일제 탄압 속에서 더욱 강조되었지만 점차 색이 있는 옷이 확산되어 오늘날에 이르렀다. 반대로 무채색인 검정색에는 빛이 전혀 없어 모든 색의 부재로 보기에 죽음의 색, 종말의 색으로 인식된다. 검게 부패된 육류, 썩은 치아의 색, 식물이 썩은 색들이 모두 검정이다. 죽도록 화를 내는 마음의 심리묘사도 검정이라고 할 수 있다. 따라서 장례식 등에는 반드시 검정색 옷을 입고 간다.

연세가 드신 어르신들은 빨간색 계열의 옷을 선호하는 추세이다. 밝고 환한 이미지 때문에 활동적이게 보일는지 모르지만, 건강의 측면으로 접근해 본다면 어르신이 다혈질적인 성격의 소유자이거나 혈관계통에 질환이 있는 분이라면 빨간색 옷은 오히려 피하는 것이 좋다. 자칫하다가는 혈압이 오르고 심근경색 같은 심혈관 질환이 갑작스레 발생할 수 있기 때문이다. 오히려 빨강의 보색인 초록색의 옷을 입어서 심리적인 안정감을 유지하는 것이 좋다.

최근 들어 남녀노소 구분 없이 갑상선 환자가 무척 늘어났다. 현대의학에서는 호르몬의 영향으로 보지만 한의학에서는 그 주요원인을 스트레스로 인한 울화로 본다. 갑상선 환자는 목까지 올라오는 상의 혹은 스카프를 맬 때 갑상선 치유에 도움이 되는 색상을 선택할 필요가 있다. 예를 들어 붉은 계열의 목까지 올라오는 상의를 입는다거나 스카프를 매고 다니게 되면 갑상선에 안 좋은 영향을 미칠 수 있다. 반대로 파란색이나 남색의 스카프를 목에 두르는 것은 병을 완화시키는 데 도움이 될 수 있다. 바로 목 차크라에 해당되는 색채가 파란색이기 때문에 잘 때에도 목에 파랑색의 스카프를 가볍게 두르고 자는 것이 편안함을 주게 된다. 파란색 계통의 잠옷을 입게 되면 입면유도 효과가 나타난다. 또 침실 무드 등에 푸른 조명이 많은 이유이기도 하다. 파란색은 혈압이 있거나 근육의 긴장이 있는 경우에도 효과를 볼 수 있는데, 거실의 파란색 계열의 블라인드 역시 하루의 피로를 해소해주는 데 도움이 된다.

우리는 매년 연례행사로 추석과 설 명절을 지낸다. 여러분 가운데 명절 때에 친지나 어른들께 선물할 양말의 컬러에 대해 고민해본 적이 있는가? 물론 디자인을 무시하라는 얘기는 아니다. 선물을 받는 대상이 다리 쪽이나 발에 문제가 있다면 양말을 선물할 때 색깔을 고려해보도록 하자. 엄지발의 절반의 외측은 황토색, 나머지 둘째 발가락 쪽으로 절반은 파랑색, 둘째 발가락은 노란색, 셋째와 새끼발가락은 검정색, 넷째는 초록색 차크라로 보면 된다. 따라서 본인에게 알맞는 색채의 양말을 신게 되면 장부와 걸맞는 컬러에너지가 같이 공명되어 치유 효과를 발휘하게 되는 것이다. 한겨울에 동상 걸린 사람이 검정색 양말을 신고 치료를 하러 다닌다면 증상이 더욱 악화된다고 한다. 실제로 체표온도를 측정해보면 빨간색과 검정색의 온도 차이가 무려 3도씨나 난다는 보고도 있다. 따라서 이런 사람은 정열적 에너지의 빨간색 양말을 신는 것이 권장된다.

컬러힐링은 음식 문화에 있어서도 많은 변화를 가져왔다. 요즘은 누구나 먹을거리에 관심이 많다. 다양한 색상의 음식을 조화롭게 먹는 사람들도 꾸준히 늘고 있다. 특히 과일과 채소가 가지고 있는 색소에 대해서도 많이 연구되고 있고 그것을 섭취하게 되면 인체의 60조 개에 달하는 세포들이 감응하여 몸의 기전에서 신호체계를 받아들여 색의 영양물질로서 톡톡히 제값을 한다고 알려져 있다. 이는 우리 인체와 색채가 밀접한 관계를 맺고 있음을 뜻한다. 예를 들어 빨간색은 생식기 부분을 주관하는 회음 차크라와 장기 중 심장에 관여하는 색이므로 붉은색 계통의 수박, 체리, 딸기, 토마토, 석류, 앵두 등의 과일을 잘 활용한다면 훌륭한 영양소로 작용할 수 있다.

주거 문화도 건강차원에서 컬러가 있도록 계획하고 설계를 하는 노력들이 필요하다. 예를 들어 불안하고 사회에 쉽게 적응하지 못하는 사람들을 대상으로 하는 주거는 초록색의 사랑이 담긴 실내장식이나 가구들을 배치하거나 또는 보라색의 빛이 나는 전등, 침구류, 장식품 등 소품을 활용한 공간으로 많은 위안과 안정감을 주는 것이 권유된다.

색은 내 몸을 살리기도, 죽이기도 한다. 따라서 색에 대한 오해와 진실을 제대로 생각해봐야 한다. 그리고 색채가 내 몸의 어떠한 장부와 관계가 있는지를 깊이 생각해볼 필요가 있다. 색채에 대해 알수록 심신의 건강뿐 아니라 보다 행복한 인생을 보낼 수 있기 때문이다.

색은 마음을 드러내는
제2의 언어

　　색채와 인간의 감정은 일생을 살아가는 내내 경험에 의한 언어와 사고에 뿌리 깊이 자리한다. 감정은 복잡하고 미묘해서 변화하기도 쉽고 이에 따라 좋아할 때 느끼는 컬러와 싫어할 때 느끼는 컬러가 다르다. 어떤 사람들은 색에 대해서 예민한 반응을 보이게 되는데, 정신적인 장애나 심리적으로 내재된 욕구나 충동적인 불만이 있을 수 있다. 또한 한 가지 색에만 집착한다거나 열광하는 욕구가 강하다면 정신적으로 안정되지 않고 극도로 혼란이 오거나 마음이 들떠 있게 된다.
　　우리가 나이 듦에 따라 맛을 느끼는 정도가 다르게 되듯이 색에 대한 기호도 세월이 흐르면서 점차 변하고 심지어는 젊었을 때의 취향과 전혀 다른 색상을 선호하기도 한다. 왜냐하면 인간은 감정에 따라 색의 욕구가 달라지기도 하고 장부와 오색에 대한 조화 또한 달라지기 때문이다. 젊었을 때에는 싫어했던 색깔을 나이 들면서 좋게 받아들이는 경우도 있고 또는 그 반대일 경우도 있다. 이는 나이가 들면서 성격이 차츰 바뀌거나 색을 보는 패러다임이 수정되었기 때문이다.

대부분의 경우 외향적인 사람들은 빨간색을 좋아하고 내향적인 사람들은 파란색을 좋아하는 경향이 있다. 그러나 그들의 내면에는 정반대의 성향을 갖고 있을 수도 있다.

예컨대 빨간색을 좋아하는 사람들은 적극적이며 충동적이라고 한다. 성취하고자 하는 욕구가 강렬한 사람들도 빨간색을 좋아한다. 하지만 내면을 돌이켜보면 야심에 차서 낙관적으로 생각을 유도하다가도 과거에 어떤 좌절을 겪다가 이루어진 게 없으니 원망이 쌓인 성품을 갖고 있는 경우도 많다. 마음을 편안하고 부드럽게 해주고 감정상 내향적인 파란색을 좋아하는 사람들은 자제력이 있고 의지가 강하다. 반면에 감성이 뛰어나기 때문에 언행과 외모에 신경을 많이 쓰는 편이고 의외로 별 것 아닌 사소한 일에 마음을 다치는 성품을 지니는 경우가 많다.

마음을 원색으로 표현하는 것은 자신도 모르는 내면 깊숙한 곳에 숨어있는 아주 격한 감정을 저절로 드러내는 것이다. 개인의 성향은 외형적으로 표출되기 때문에 모두 제각기 다른데

드러내는 색을 살펴보면 이것이 그들의 내면적, 정서적 심리상태를 반영한다는 연구 결과가 있다.

비 오는 날 초등학교의 등굣길에는 노란색 우산을 쓰고 가는 아이들이 많다. 실제적으로 노란 우산이나 비옷은 크게 보인다. 수줍음이 많은 아이나 발표력이 떨어지는 아이에게 노란색 옷을 입힌다면 이전보다 부끄러움을 덜 타게 되어 문제들을 슬기롭게 극복할 수 있게 된다. 색을 이용해서 말로는 표현할 수 없는 어떤 열망을 나타내는 것은 많은 화가들의 그림을 보면 알 수 있다. 네덜란드의 화가인 빈센트 반 고흐는 노란색의 대표적 화가이다. 그의 그림은 거의 전체를 노란색을 이용해 표현했는데 구도보다 더 넘치게 표현된 노란색의 햇살, 의자, 액자, 침대 등을 종종 발견할 수 있다. 아마도 그는 어린 시절 죽은 형에 대한 아픈 기억과 고갱과의 절교로 인해서 내면에 나타나는 어두움을 극복하고자 노란색에 더욱 집착했을는지도 모른다. 태양의 경험은 원초적으로 노란색으로 나타나게 되며, 낙관주의자들은 노란색을 '빛을 발하고 미소 짓는 색'이라고 생각한다. 강할 때는 자기중심적일 수가 있으며, '미친 웃음'을 연상시킨다고 칸딘스키는 기술했다.

인간의 오장과 관련해서 색과 감정도 서로 관계가 된다. 분노라는 감정은 간이나 담낭과 관계가 있다. 이때는 얼굴이 파랗게 변하고 손발이 부들부들 떨리게 된다. 여성의 경우에는 월경 불순이 따르게 된다.

너무 기쁜 마음은 심장, 소장에 관계되며, 얼굴이 적색으로 변하면 대개의 경우 열을 수반하는 질환이다. 너무 기쁜 나머지 흥분을 가라앉히지 못할 때는 진한 감색이나 파란색으로 차분하게 감정을 다스리면 된다. 이때 붉은 계열의 색상을 가까이 하면, 오히려 도가 지나치게 되어 자꾸 산만하게 된다.

고민이나 갈등은 비장, 위장과 관계가 있으며 얼굴의 혈색이 담황색으로 변한다. 식욕부진이 발생할 경우 만약 뚱뚱한 사람이라면 담과 습이 정체되어 혈액 및 림프순환에도 문제가 발생하며, 또한 기가 안에서 순환되지 못해 대소변을 보기가 힘들게 된다. 흔히들 비위에 거슬리는 행동이나 습관, 처한 환경 등을 볼 때 "비위가 상한다."는 말을 자주 하게 되는데 이때 바로 엄습해 오는 반응이 식욕부진이나 소화불량인 것이다.

슬픔이라는 감정은 흰색과 공명되는 폐와 관계가 있다. 체질도 본래 약하고 혈액도 부족하고 폐의 기운이 모자라면 얼굴이 백지장처럼 창백해진다.

불안감과 공포감은 검은색과 공명되는 신장과 관계된다. 위장의 기운이 약하면 신장의 기운이 약해지므로 공포감이 발생하며 영화에서도 보면 주인공의 얼굴이 검어지게 된다. 한의학에서는 만약에 환자의 얼굴에서 검은 빛을 띠는 현상이 발생한다면 이를 통증과 피곤한 상태가 지속되기 때문으로 판단한다.

이처럼 색과 감정은 서로 관련되어 있기 때문에 개개인의 상황에 따라 감정의 색도 달라진다고 볼 수 있다. 색은 마음을 드러내는 언어이니만큼 입는 옷, 먹는 음식, 살고 있는 주거공간까지도 신경을 쓰지 않을 수가 없는 것이다.

그런데 대부분은 그냥 주어지는 대로 좋아하는 색과 싫어하는 색을 명확히 구분지어 놓고 고정관념에서 벗어나지 못하고 있다. 색상 가운데 싫어하는 색상을 물어보면 그 색상에 해당하는 장부에 문제가 발생한 경우가 종종 있다.

날씨가 맑은 날에는 마음 또한 푸른색에 가깝다. 푸른색은 신성에 결부되는 색이며 하늘과 함께 영원히 지속되어야 하는 모든 것에 의미를 두는 색이다.

내 몸의 건강은 마음의 건강에 달렸다고 해도 과언이 아니다. 마음속이 화나 슬픔으로 가득 차 있으면서 건강한 사람은 없다. 신체의 건강은 마음의 건강과 직결되기 때문이다. 따라서 건강한 몸으로 행복한 생활을 영위하고 싶다면 색깔을 활용하면서 마음을 잘 다스려야 할 것이다.

지금부터라도 색은 마음을 드러내는 제2의 언어라는 것을 기억하고 색채를 보는 패러다임을 살짝 바꿔보도록 하자.

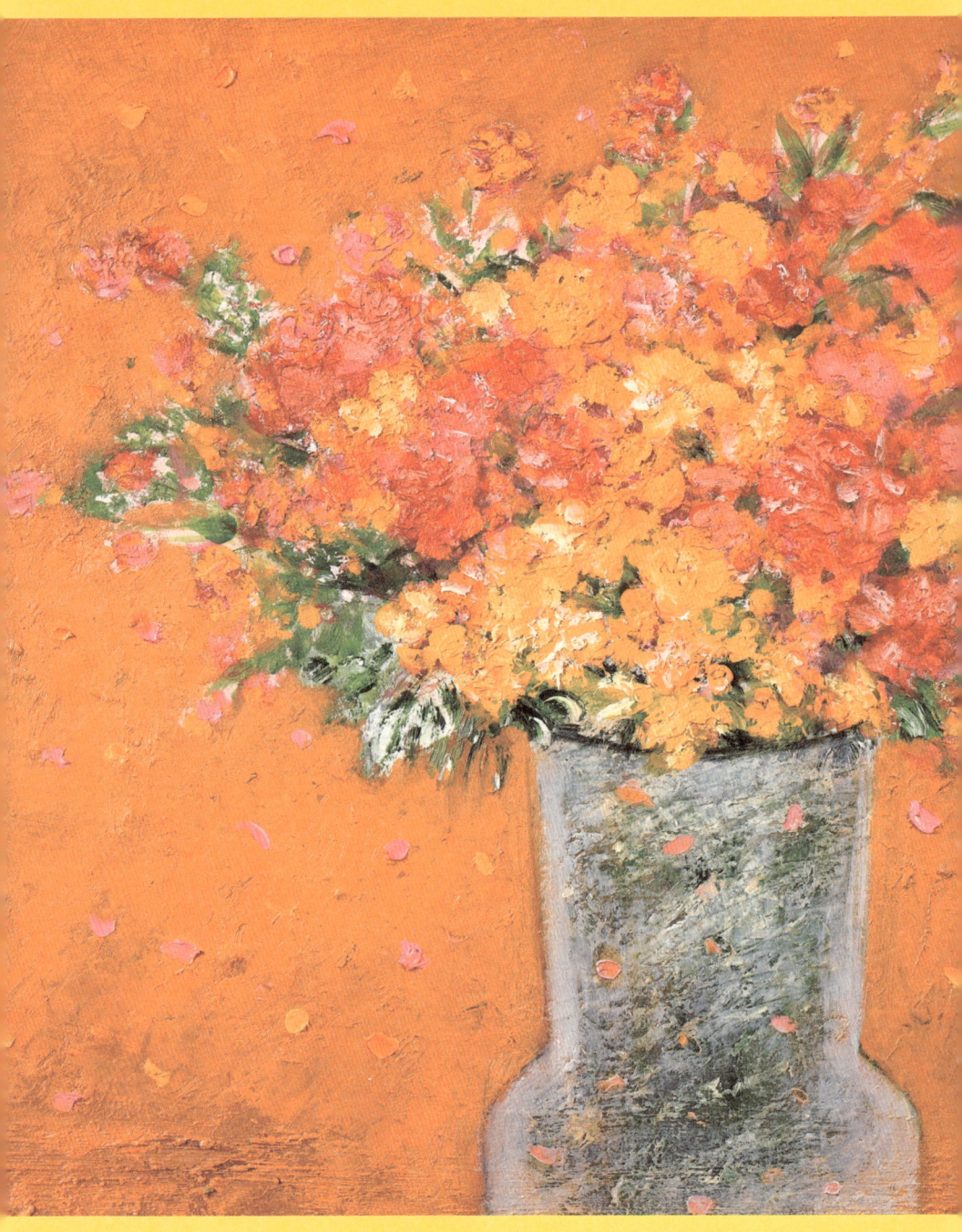

chapter 2

두 번째 색깔의 반란

색깔을 알면 인생이 달라진다

주황은 수련을 할 때나 호흡명상을 할 때 온전한 생각으로 몰입하게 해주는 색으로 삶을 살아가는 데 있어서 선택할 수 있는 결단력을 준다.

나를 살리는 색, 죽이는 색

사람들은 제각기 '나를 살리는 색'과 '나를 죽이는 색'을 가진다. 어떤 색깔의 옷을 입느냐에 따라서 그날 하루의 감정은 물론 건강에까지 영향을 미치게 된다. 따라서 행복하고 건강한 하루와 인생을 살기 위해선 자신에게 맞는 색깔을 선택하는 것이 중요하다.

우리는 종종 자신의 개성에 맞게 옷을 잘 입는 비결을 책이나 패션잡지 등을 통해 얻는다. 그런데 안타깝게도 색상보다는 디자인에 더 관심이 많은 경우가 대부분이다. 물론 옷이 날개라는 말도 있지만 내 몸이 아프게 되면 아무리 화려하고 멋있는 디자인의 옷도 소용없다. 따라서 옷을 고를 때 멋진 디자인도 중요하지만 그에 못지않게 중요한 것은 건강을 지키는 색상의 옷을 입는 것이다. 특히 밖에서 보이지 않는 속옷의 색상 또한 중요하다. 신체의 직접적으로 맞닿는 것이 바로 속옷이므로 그 색채에너지가 바로 신체에 작용하기 때문이다.

  나를 살리는 색은 어떤 색일까? 우선 빨간색을 예로 들어보자. 직장업무나 생활고로 인한 스트레스에 시달리거나 지치고 외로울 때 빨간색 장미꽃 한 다발을 거실에 놔두고 바라보면 자신도 모르게 기분이 좋아지면서 에너지가 솟는 것을 느낄 수 있다. 따라서 평소 감정이 가라앉아 있거나 의욕이 없는 사람이라면 과감히 빨간색의 원피스를 입고 빨간색의 구두도 신어보라. 그리고 손톱 역시 빨간색의 네일아트로 장식을 한다면 기분이 유쾌해질 뿐 아니라 생동감이 절로 생겨나게 될 것이다. 여자들의 생식기 쪽에 문제가 있는 경우, 즉 물혹이 있거나 냉이 많고 복부가 차가우며 잦은 생리통으로 고생하고 있다면 당장 빨간색 팬티를 입는 것을 고려해보자. 빨간색은 원초적인 에너지에 관계되는 생식기 질환에 적합한 색이기 때문이다.

  스트레스를 많이 받거나 화를 많이 내게 되면, 마치 매실의 속에 들어있는 핵이 목에 걸린 것 같은 답답함을 주는 '매핵기'가 발생한다. 심하면 혀에 하얗게 백태가 끼기도 한다. 이럴 때 빨간색의 옷은 오히려 독이 된다. 특히 목까지 올라오는 빨간색의 티셔츠를 입게 되면 자칫 한밤중에 응급실에 가게 될 상황이 벌어질는지도 모른다.

빨간색은 장부에서는 심장과 상관되는 컬러이지만 무조건 심장이 약하다고 빨간색 의상을 입어서는 안 된다. 왜냐하면 혈액이 탁하거나 심근경색 등의 질환이 있는 경우라면 오히려 해가 될 수도 있고 성질이 급하거나 사소한 것에도 화를 내는 사람들에게는 더더욱 안 좋은 영향을 미치기 때문이다. 또한 열이 날 때나 화상을 입었을 때, 피부발진, 염증이 심할 때에도 빨간색의 옷은 좋지 않다. 빨간색은 열을 발생시키는 성질을 가지고 있기 때문이다.

다음은 초록색의 경우를 보자. 여자들이 스트레스로 인한 질환들, 즉 울화병이나 가슴앓이가 있는 경우에는 초록색의 티셔츠를 입는다거나 초록색 브래지어를 하는 것이 도움이 된다. 초록색의 사랑에너지가 듬뿍 가슴에 머물지 못하면 울화병이나 스트레스로 인한 병은 결코 좋아지지 않는다. 사람을 살리는 초록색이야 말로 남녀노소 할 것 없이 무난하게 가슴에 사랑의 에너지를 공급해준다. 길을 가다가 가로수의 무성한 푸른 잎을 잠시 바라보는 것도 도움이 된다. 만일 시간이 허락한다면 산이나 수목원 같은 곳에서 휴식을 취하면서 명상을 하는 것도 좋다.

초록색은 균형과 조화를 상징하는 컬러이다. 사람은 초록색의 에너지가 많아야 타인에게 사랑을 베풀 수 있는 여유를 지닐 수 있게 된다. 이제부터라도 초록에너지가 충분히 넘칠 때까지 자연과 함께하고 녹색의 야채를 먹고 초록색의 속옷을 입는다면 나를 힘들게 하고 짓누르는 증상들이 빨리 호전될 수 있다. 울화병이나 스트레스 질환이라면 꼭 초록색의 에너지가 필요하다는 사실을 기억해야 한다.

혹 역사 드라마나 사극을 주제로 한 연극을 보노라면, 시름시름 앓는 주인공이 두통이 올 때면 이마에 흰 띠를 질끈 동여매고 나오는 장면을 마주하게 된다. 중년이 넘은 나이의 사람들이라면 실제로 동네에서도 이런 장면들을 많이 봤을 것이다. 왜 많은 색깔들 가운데 하필 흰색 띠를 맬까? 흰색 띠를 맨 가장 큰 이유는 자기의 완강함이나 고집, 편견, 시위의 목적을 두드러지게 하는 심리묘사 때문이다. 주위에 자식이 자신의 뜻에 따라주지 않거나 스트레스로 힘겨워할 때 흰색 띠를 동여매고 누워 계시는 어른들을 아직도 종종 볼 수 있다. 하지만 컬러힐링의 관점에서 보자면 흰색은 두통치료에 큰 효과는 못 거둘 듯싶다. 만성두통이든, 편두통이든, 스트레스성 두통이든 자신의 마음을 내려놓는 것이 가장 중요하다. 그리고 정 이마에 띠를 매야 한다면 하얀색보다는 가급적 보라색의 띠를 맬 것을 조언하고 싶다. 보라색 에너지는 인체의 섬세한 부분까지

정화시켜주고 신성과의 합일과 일체감을 주는 긍정적인 에너지가 발현되기 때문이다.

인체의 광통신망과
체내시계

 인체는 빛을 통해 생명현상을 유지하고 있다고 해도 과언이 아니다. 모태 안에서 수정되는 그 순간부터 인체는 빛을 통해 성장하고, 발육에 필요한 양분을 공급받는 생리작용은 마치 온몸에 펼쳐 놓은 그물망과 같다. 빛은 이처럼 눈으로 볼 수 있는 시각정보를 알게 해주며 밤과 낮의 구분을 하게끔 해주는 역할을 한다.

 우리 뇌에는 가장 깊은 곳에 위치한 체내시계로서 조절하는 시교차 상핵*suprachiasmatic nucleus*이 있다. 이는 1만 개의 소형 신경세포로 된 생물학적 시계 역할을 하는 시상하부의 한 핵으로서 모든 포유류에서는 빛과 리듬에 관한 정보가 각각 눈의 망막과 교감신경을 거쳐서 입력이 된다.

 일본 쿄토대학 약학연구과 오카무라 히토시 교수가 이끄는 연구진은 'RGS16'이라는 단백질이 그 주된 역할을 한다고 밝혔다. 그는 생체리듬에 따라 낮에는 쉬고 밤이 되면 활동하여 자극(*impulse*, 진전, 발달을 위한 자극)을 발생시킨다고 주장했다. 자극은 여러 개의 뉴런을 거쳐 신경절에 전해지는데 이 중에서 약 10%가 아침에 일어날 때 활성화되어 전신의 리듬 형성에 선도적인 역할을 한다고 한다. 그리고 쥐 실험에서 'RGS16'을 결손 시킨 경우 아침에 늦잠을 잔다는 사실도 밝혀졌다.

해외여행을 하고 한국에 돌아왔을 때 시차 부적응 현상을 누구나 겪게 된다. 생물은 24시간의 생체 리듬에 맞는 주기에 따라 수면을 유도하고 호르몬을 분비하는 등의 신진대사가 일어나게 된다. 이러한 시차 부적응은 위에서 말한 뇌의 기전 중 체내시계의 균형이 깨진 현상으로서 밤과 낮이 바뀌어 버리는 것에서 비롯된다. 노스캐롤라이나 대학 라인버거 종합암센터의 아지즈 상카르 교수는 체내시계를 변경하면 암 진행을 늦출 수 있다고 과학잡지 *Proceedings of the National Academy of Sciences*에 발표했다. 그는 체내시계가 눈으로 빛을 조절하게 된다고 생각했지만 비단 눈뿐만이 아니라 피부나 뇌 등 전신세포가 있는 모든 단백질에서는 빛을 느끼는 광 수용체가 있다고 확신했다. 이 단백질이 그 유명한 생체시계를 구성하는 4대 핵심단백질 중 하나인 '크립토크롬 *cryptochrome*'이다.

크립토는 '숨었다', 크롬은 '색소'라는 뜻으로 오랫동안 그 화학적 성질이 밝혀지지 않아서 이 미지의 색소에 편의상 붙인 이름이다. 그러나 그는 이 색소가 결핍된 변이종을 이용해서 색소단백질의 1차 구조를 결정하였다.

가령 앞을 전혀 볼 수 없고 명암조차도 구분을 할 수 없는 장님이 있다고 하자. 그들은 어떻게 아침을 맞이하며 기상을 할까? 불현듯 습관적으로 그들에게 맞는 수면시간의 습관 때문일까? 꼭 그렇지만은 않다. 아침이 되면 눈이 떠지는 체내시계가 정확히 유지되고 있다는 점에 착안하여 눈 이외에도 빛을 느끼는 다른 기관이 있다는 가설을 세워서 광 조절을 하는 청색의 자외선 흡수색소인 크립토크롬이 체표면에 많이 존재하고 또 파란빛을 흡수한다는 사실이 이미 밝혀졌다. 이 크립토크롬은 24시간 동안 뇌에서 주기적으로 증감을 되풀이한다는 사실이 증명되었고, 체내시계도 태양주기에 맞추어 놓은 광 수용기의 역할을 한다.

피부로부터 발현되는 광 수용기도 빛의 파장을 지니고 있기 때문에 색을 분류해서 흡수한다. 크립토크롬이 위치해 있는 송과체(*Pineal gland*, 좌우 대뇌 반구 사이의 셋째 뇌실 뒷부분에 위치하는 솔방울 모양의 내분비기관으로 멜라토닌을 만들고 분비함)는 자기장에는 반응이 없지만 빛에는 반응하는 세포가 있기 때문에 빛을 통해서 볼 수 있는 색을 흡수하게 된다. 송과체가 가장 발달한 동물은 조류로서 피부를 통과하여 들어오는 빛을 직접 감수한다.

우리나라 민통선과 한강 하구에서 겨울 철새로 유명한 재두루미는 북녘 시베리아에서 날아온 반가운 손님이다. 이들은 삶을 위해 얼마나 높은 고도를 비행하면서 엄청난 거리를 이동할 수 있을까? 이들을 인도하는 것은 지구 전체를 감싸는 자기장의 힘, 즉 지구가 내는 거대한 '막대자석'의 힘이라고 한다. 강원대 지구물리학과 박용희 교수는 "지구 내부의 외핵에는 금속 성분이 액체 상태로 녹아있는데, 지구 자전으로 외핵이 회전할 때 철 성분이 따로 움직이면서 새로운 전류가 생기고 이것이 자기장을 형성하는 것"이라고 설명했다.

지구상의 위치에 따라 자기장 세기도 다르며, 특히 장거리를 이동하는 새들은 눈과 연결된 '나침반'과 부리와 이어진 '지도'를 뇌 속에 가지고 있는 것으로 과학자들은 파악하고 있다.

이 같은 현상을 철새들이 시각을 통해 지구 자기장을 확인하는 나침반으로 활용하는 것에 철새 이동의 비밀이 숨겨져 있다. 망막의 신경세포에서 발견되는 광감지 단백질인 '크립토크롬'과 관련되어 있고, 크립토크롬은 빛의 변화 또는 자기장의 변화에 따라 전자의 이동이 일어난다. 이는 두 가지의 다른 상태로 존재하는데, 그 비율이 달라지면 이것이 뇌에 신호로 전달이 가능하기 때문이다.

　결국 새들도 눈으로 지구 자기장의 방향을 읽으며 그에 맞춰 날아가는 셈이고, 유전자에는 특정한 자기장의 방향을 따라 이동하도록 입력이 되어 있다고 한다. 그리고 새의 뇌가 손상되면 자기장도 감지하지 못한다는 사실도 확인되었는데, 2007년 독일 올덴부르크대학의 연구팀은 망막신경세포와 뇌 앞부분이 서로 연결되어 있기 때문이라는 사실을 발표하였다.

　지구상에 존재하는 모든 생물체는 체내시계를 가지고 있다. 체내시계는 일주기성과 같은 생체리듬으로 자발적으로 작동되고, 이미 유전적으로도 내재되어 있다. 또한 밝음과 어두움과 같은 명암주기를 갖고, 환경에 의해 반복되며 지속된다.

　식물에 있어서도 발아 포인트라는 체내시계를 가지고 있는데 이는 산소, 물, 온도와 관련이 된다. 발아되는 스위치를 누르는 동시에 식물의 사이클이 결정된다. 식물은 24시간 주기로 체내시계가 움직이기 때문에 아침에 발아 스위치가 작동되는 것이 정상이다. 제대로 꽃을 피우거나 열매를 맺을 수 있도록 하는 것도 이러한 일주기성 리듬 때문이다.

　이렇듯 체내시계는 생물체의 수면주기, 신체 대사율, 호르몬 분비 패턴, 호흡수, 심박수 등을 통해 그날의 바이오리듬을 말해준다. 이 리듬은 낮과 밤, 명암, 온도차, 개인의 외부 환경에 의해 영향을 받아 주기성이 변조되거나 동조화된다.

우리는 저녁이 되면 졸려서 눈이 내려앉다가도 아침이 되면 눈이 떠져서 활동하는 자연스런 생체리듬에 맞춰 살고 있다. 세상 모든 자연의 섭리와 더불어 생물체가 빛과 색을 어우르면서 살고 있다는 사실이 놀랍기만 하다. 아름다운 꽃을 보며 환호하고 아프면 자다가도 눈이 떠지고 저녁이 되면 나른하여 눕고 싶은 몸의 반응들이 온다.

이 모든 행위들에 대한 자유는 모든 생물체의 값진 보배로서 체내시계가 있기 때문이다. 오늘 자신의 크롭토크롬 단백질에서 어떤 반응의 기전이 일어나는지는 아직 명확하지 않지만, 중요한 것은 빛과 색의 조화 속에서 이것이 발현된다는 사실이다.

병명이 없는
증상들이 개선된다

　주변에 진단받은 정확한 병명이 없이 여기저기 쑤시고 아픈 통증을 호소하는 경우를 종종 볼 수 있다. 그래서 사람들은 치료를 해보려고 여기저기 전전긍긍 찾아다니기도 하지만 원인을 모르니 호전될 리가 없다. 통증은 신체가 스스로를 보호하기 위한 일종의 신호이다. 그렇다면 이런 증상들은 무엇 때문에 나타나는가?

　지금 우리는 '울화통이 터지는 세상'에서 살고 있다. 뭔가 막혀 있고 답답해서 말이 통하지 않는다는 의미이기도 하다. 그래서 많은 경우 정확한 진단명 없이 심인성 또는 자율신경의 문제 등으로 두리뭉실하게 진단을 받게 된다. 화는 건드릴수록 커지는 속성이 있어서 세월이 흐를수록 작아지거나 없어지지 않고 마음에 앙금으로 남는다. 이런 증상을 내버려두면 점차 눈덩이처럼 커져서 자기 자신은 물론 가족이나 지인들한테까지 영향을 미치게 된다.

원인이 자의든 타의든 모든 스트레스는 상대적인 것이다. 때문에 자신의 본래 성품을 모르고 어떤 일에 욕심을 가지거나 집착하게 되면 스스로 스트레스를 불러일으키게 된다. 그래서 욕심을 내려놓는 지혜가 필요한 것이다.

우리 몸은 제멋대로 작동하는 것 같지만 마음먹기에 따라 스스로를 통제할 수 있다. 같은 스트레스를 받아도 어떤 사람에게는 신선한 자극제일 수 있고, 어떤 사람에게는 치명적인 암세포를 키워내는 원인이 될 수 있다. 스트레스는 자기 자신의 마음의 문제이다. 아무리 혹독한 스트레스를 받았다고 해도 긍정적으로 생각하면 좋은 방향으로 승화된다. 역시 스트레스를 극복하기 위한 비법은 올바른 생활 습관과 긍정적인 마음 자세이다.

스트레스는 절대로 마음에 담아두지 말고 풀어내야 된다. 스트레스로 인한 질환들은 기하급수적으로 늘고 있고 병명도 없는 경우가 많아서 혼자 끙끙 앓는다고 해결되지 않는다. 친구든 가족이든 다른 사람에게 이야기를 해서 같이 해결점을 모색하는 것도 한 가지 방법이다.

지금 잎이 무성하게 자란 버들가지의 연두색 잎을 생각해 보

자. 한 개의 가지에 달린 잎을 보면 전체 버들가지의 상태를 알 수 있지 않은가? 인체도 부분 속에 전체가 있다는 생각을 항상 염두에 두면서 색채의 진가를 내 몸에 맞게 듬뿍 담아서 좋은 에너지로 쓴다면 질병을 예방할 수 있을 뿐 아니라 아픈 통증도 사라지게 하거나 완화시킬 수 있다. 컬러힐링은 이처럼 체내 문제가 있는 에너지를 원래대로 회복시키고 흐름을 원활케 해주어 마음의 병, 각종 스트레스로 인한 병명이 없는 증상들을 개선시키는 방법이다.

손에 색을 칠해 힐링한다

　질병과 통증은 인류 역사상 오랫동안 운명처럼 안고 가야만 하는 숙제였다. 병명이 확진된 질병에 있어서는 항생제와 인간이 가지고 있는 의료기술로 대처하면 된다. 하지만 병명이 없는 질환들에 대해서는 대증치료를 통해 증상을 개선시키는 방법만 있지 근치를 목표로 하는 경우는 찾아보기 어렵다.

　통증은 생명유지에 꼭 필요한 자극이며 일정한 세기를 넘어 몸에 해가 될 성 싶으면 통각신경이 흥분되어 아프다고 느끼게 해준다. 일종의 경보장치인 셈이다. 통각신경의 임계치가 지나치게 낮아지면 화상 뒤에 살짝만 건드려도 아픈 것처럼 '통각과민'이 된다. 또 반대로 지나치게 높으면 축구선수가 아픈 줄을 모르고 뛰거나 전쟁 중에 총에 맞고도 이를 모르는 '통각감소' 또는 '무통각' 상태가 된다. 같은 자극에 대해서 사람마다 통증이 다른 것은 수용체에서 천연 진통제인 엔돌핀을 얼마나 잘 받아들이느냐에 달려 있다.

이렇게 사람들은 통증 앞에서는 어떤 강구책으로라도 이를 피하려고 한다. 손에 색을 칠해서 힐링하는 것은 손안에 온 몸의 인체 장부가 모두 들어 있다는 프렉탈 이론과 경락 이론의 바탕 위에서 시작된다. 그리고 차크라와 경락 이론을 응용하여 색깔을 이용한 신체 전반에 걸친 힐링을 하는 것이다. 인체 중심을 놓고 볼 때 어느 쪽이 아픈가에 따라 아픈 쪽 손에 색을 칠한다. 손등은 인체의 뒤, 손바닥은 인체의 앞을 나타낸다. 양쪽 가운데 중지가 몸통이며, 둘째와 넷째 손가락이 양팔이고 엄지와 새끼손가락이 양쪽 다리가 된다. 오른쪽 어깨에 문제가 있다면 오른손 넷째 손가락을 칠해주면 된다. 오른 손가락에다가 처치를 할 수 없을 때에는 왼손 등 둘째 손가락이 오른쪽 어깨이므로 대장, 소장, 삼초기맥에 각각 은색, 분홍, 보라색을 칠해준다. 이때 자기가 바라보는 시선은 손등을 놓고 봤을 때의 방향이다. 예를 들어 왼쪽 고관절이나 골반의 통증을 치료하고자 할 때에 왼 손등 새끼손가락이 꺾이는 부분이며, 왼손을 다른 이유로 처치하지 못할 상황이라면 오른 손등에서는 엄지손가락을 타고 올라오는 손목 부분이 왼쪽 고관절이나 골반으로 대체한다.

과거부터 현재까지 컬러를 이용하는 힐링은 현대의학에서 활발하게 발달하지 못했다. 반면 한의학이나 아유르베다 등 전통의학에서는 인체의 병을 치유하는 데 있어서 인체의 생리와 자연의 이치에 기반한 색채를 활용하였다. 12장부에 맞는 컬러로 손의 정보체계를 이용하여 손에 색채처방을 하여 색을 칠하거나 컬러테이프를 붙인다. 컬러힐링은 부족하거나 넘치는 혹은 교란을 일으키는 색채가 정상 궤도로 올 때까지를 기다리면서 처치를 해야 한다. 어떤 특정한 질병으로 인해 세포단위가 색온도와 파장이 달라졌을 때 원래의 정상세포처럼 컬러에너지를 동일하게 맞춰주면 세포가 즉시 회복되어 힐링을 하게 된다. 더욱 신비로운 것은 질병으로 인해 비정상화된 세포는 자신에 해당하는 색에만 반응한다는 것이다. 인체는 색의 구조물로 형성되어 있기 때문에 컬러힐링은 몸에 해가 없고 누구라도 손쉽게 할 수 있으며, 많은 시간과 준비가 필요치 않다는 장점을 가진다.

색깔로
집안 분위기를 바꾼다

문화가 다르고 가정 풍습이 다르기 때문에 집안을 꾸미는 주거 문화는 다양하게 변천되어 왔다. 주택의 면적이 넓거나 좁은 것에 상관없이 인간이 살아가기에 편안하고 밝은 기운이 도는 에너지를 받는 분위기를 만드는 것이 가장 중요하다.

요즘은 여러 가지 환경적인 요인 중에서 채광이나 일조량, 또는 냉·난방의 기능, 소음, 환경오염 등을 고려해서 주택 구조를 설계하기 때문에 예전보다 실용성이 높아졌다. 도심을 떠나서 전원주택 단지 같은 곳에서는 황토로 만든 집을 짓는 경우도 점점 많아지고 있다. 집을 황토로 짓는 것은 훌륭한 선택이다. 물론 단층 위주로 집을 지어야 하고 내구성이 떨어진다는 단점이 있지만 황토는 인간에게 많은 도움을 주는 물질이다. 황토는 오행 중 중앙에 해당하는 황색으로서 소화기인 위장과 비장을 강화시켜 준다. 불을 가열하지 않을 때에는 일반 흙과 같은 성분이지만 섭씨 60도 이상 가열하면 원적외선의 방사량이 월등히 높다. 정화능력도 뛰어나고 탈취, 진정의 성질이 있으며 혈류량을 증가시켜 신진대사에 도움을 주고 피로를 풀어 준다.

거실에는 연한 연두색이나 바이올렛 계열의 무늬가 있는 포인트 벽지로 꾸미는 것을 추천한다. 특히 현관에 들어서면 자연스레 시선은 당연히 거실 쪽이 되기 마련이다. 이때 온통 갈색의 가구나 진열장, 소파까지도 브라운 계열이라면 너무 무거워 보여서 자칫 퇴근해서 집에 오는 몸을 더 무겁고 지치게 만들 수 있다. 고상함만을 너무 강조하다 보니 어두운 색상으로 벽지를 선택하는 경우들을 종종 보게 된다. 이럴 땐 스트레스를 받고 바쁜 일상을 사는 현대인들한테는 더욱 신체의 부조화를 초래하여 순환기 장애 등을 유발할 수 있다. 연두색이나 보라색 같은 컬러는 답답함과 스트레스를 동시에 날려 버리는 효과가 있다.

안방 침실의 커튼이나 카펫을 엷은 복숭아색으로 하고, 조명등의 갓을 분홍색으로 하면 균형감 있게 되어 나른하고 지친 심신을 온화하게 풀어줄 수 있다. 그리고 좀 더 생기 있게 에너지를 받고 싶으면 빨간색의 보색인 초록색으로 된 소품을 진열하거나 화초를 키우면 좋다. 지루하지 않고도 편안하면서 집중력을 향상시켜 주길 원하면 그린 계열을 선택한다.

　자녀의 방을 노란색 계열로 따뜻하면서 온화한 느낌을 가지게 꾸미는 경우를 종종 볼 수 있다. 그런데 노란색을 너무 강조하다 보면 자기중심적인 성향으로 변화될 수 있고 가장 밝게 빛나는 색이어서 차분하고 안정감을 주기에는 상대적으로 부족하다. 집중이 안 되어 유난히 산만한 아이들이 있다면 보라색 소품을 진열하고 이불이나 베갯잇을 보라색으로 만들어 준다면 한결 차분해지도록 하는 데 도움이 된다.

　특히 여자 아이들 방에는 분홍색의 소품과 학용품, 침구류 등이 있는데, 한참 사춘기의 시기를 보내는 아이들에 있어서는 이성친구나 연애 감정에 빠질 염려가 있으므로 피하는 것이 좋다. 아이의 정서 상태를 고려해서 각 색깔들의 장점을 살려야 한다.

　계절에 따라 센스 있게 주방을 꾸미는 데 있어서도 색깔을 지혜롭게 배합하는 것이 좋다. 만약 집안에 식욕이 떨어진 환자가 있는데 식탁보와 의자 등받이를 파란색으로 하게 되면 환자의 식욕을 더욱 잃게 만드는 결과를 초래한다. 이럴 때 주황색 계열의 식탁보를 깔면 없던 식욕도 생겨나게 된다. 파란색의 식탁보는 오히려 음식을 절제할 필요가 있는 비만 가족의 식탁에 어울린다. 정성을 쏟으며 맛깔스럽게 요리한 음식도 파란색 그릇에 담아내면 식욕이 떨어지게 되기에 음식 절제가 안 되는 분들은 다이어트에 적극적으로 활용해 보시라. 먹고 싶은 충동을 이겨내는 일이란 결코 쉽지는 않기 때문에 색깔의 도움을 받는 것도 고려해 볼 만하다.

식탁 조명에 관한 흥미로운 실험이 있다. S. G. 히빈스라는 조명기사는 우아한 음악과 최고급 요리와 멋진 분위기를 연출한 만찬회장의 모든 조명을 초록과 빨간색의 램프로 바꿨다. 사람들이 처음엔 아주 흥미로워 했지만 얼마 후 스테이크는 희멀겋게, 샐러리는 핑크색으로, 푸른 콩은 검은색으로, 우유는 붉은색, 커피는 황토색으로 보이게 되었다고 한다. 계속 음식을 먹던 사람들은 대부분 급체했다. 이처럼 음식은 조명의 색채에 있어서 심리적, 생리적으로 민감하게 영향을 받는다. 입맛이 까다로운 환자나 아기들이 있다면 더욱 음식의 색에 신경을 써야만 한다.

주변에 널려있는 모든 사물들은 하나같이 다양한 색으로 구성되어 있다. 집안 분위기를 어떤 색상으로 꾸미느냐에 따라 심신의 안정과 건강이 달라진다. 따라서 다소 번거롭고 귀찮더라도 다양한 구조와 용도 등 인테리어에 맞는 색채를 선택해야 한다.

색을 알면
사업의 성공이 보인다

　사람들은 난제에 부딪쳐서 무엇인가를 결정해야 할 때 현명한 결단을 내리지 못하고 초조해하며 불안해한다. 사람은 누구나 인간관계에서의 성공, 사업에서의 성공 등을 갈망한다. 그러나 성공하고 싶다면 자신이 하는 일과 갈망하는 것에 대한 색의 정보를 정확하게 알아야 한다. 그래야 색채에서 나오는 파장과 본인만의 차크라의 시너지가 더해져 성공의 기회를 자석처럼 끌어당기는 것이다.

　자신에 대해 언어나 감정을 숨김없이 표현하지 않아도 카리스마가 느껴져 대중의 이미지를 사로잡는 컬러는 다름 아닌 '화이트'이다. 컬러힐링에서 흰색은 폐와 공명한다. 폐의 순환이 잘되어야 호흡, 즉 들숨과 날숨의 순환이 잘되어 시간과 장소를 막론하고 자신만만한 기세가 나온다. 인체의 보이지 않는 에너지는 흔히 '기' 또는 '끼'로 표현되어 왔다.

그런데 본래 체질이 좀 허약하거나 핏기가 없고 기가 빠지면 즉시 얼굴이 창백해지는 사람들을 보았을 것이다. 이런 얼굴을 가지고는 사업을 경영하는 CEO로서 자신감이 있을 리 만무하다. 늘 얼굴이 너무 창백하거나 어둡고 피곤에 찌든 삶을 살고 있는 흔적이 역력하다면 어느 누구도 동정과 관심을 갖지 않아 주는 게 현실이다.

세상에는 억지로 되는 일이 없기 때문에 사심을 버리고 자연으로 돌아가야 질병도 치유되며 건강을 유지하는 색채에너지가 조화를 이루어 만사가 순탄하게 풀린다. 12개의 장부에 해당하는 색과 일곱 개의 차크라 색이 모두 몸에 필요한 에너지이다. 그중에서도 일곱 개의 차크라에 해당하는 색은 너무도 중요하다. 컬러에너지는 너무 넘쳐도 너무 부족해도 질병이 생기기 때문에 내 주변을 색깔의 힘을 빌려 '기똥찬 일'로 가득 채우면 사업의 성공이 보이는 것이다.

사업상의 중요한 미팅이나 결정을 해야 할 자리에 나갈 일이 있다면 정갈한 흰 와이셔츠에 주황색 계열의 넥타이를 착용해 보자. 카리스마를 한껏 드러내는 하얀색 와이셔츠는 자신감 넘치는 이미지를 줄 것이며, 단전에 힘을 모아주는 주황색은 결단을 내려주는 데 필요한 에너지를 하단전에 가득 보내주어 분명히 사업을 성공시킬 것이다.

자신에게 맞는 색을 쓰면 인생이 달라진다

우리가 먹는 음식이나 식습관은 정말 중요하다. 서구 음식문화 산업의 발달로 조리과정은 간편해졌지만 그것은 현재 시점에서 오히려 인간에게는 재앙이 되고 있다. 온갖 성인병들이 대두되고 있기 때문이다. 따라서 어떤 것을 어떻게 어떤 생각으로 선택해서 먹을 것인가 하는 문제를 좀 더 절실한 마음을 가지고 해결해야만 할 것이다. 게다가 요즘 젊은 청소년들은 거의 대다수가 정크 푸드에 길들여져 있기 때문에 여러 질환을 앓게 되는 것이다. 아토피나 여드름, 피부질환은 치료가 잘되지 않음에도 불구하고 보이는 쪽으로만 신경을 쓰고 개선되어지기를 갈망한다. 사실은 내부의 문제가 원인인데 다른 곳에서 찾으니 좋아질 수 없고 계속 악순환이 반복되고 있는 것이다. 보이는 얼굴의 이미지는 그 사람이 가지고 있는 건강의 척도이다.

'외모 지상주의'는 21세기 현대사회에서 가장 영향력 있는 이데올로기이다. 뛰어난 외모는 한 사람의 능력으로 평가되고 그 누구도 현대 사회에서 미적인 감각이나 자신감으로부터 자유로울 수는 없다. 많은 사람들이 얼굴을 성형하고 피부 관리를 통해 외모를 가꾸면서 만족하며 살아간다. 그것도 충분히 의미 있는 일이지만 그에 따르는 후유증이나 부작용도 많기 때문에 신중한 선택은 필수이다.

매끈한 피부에 뾰족한 코를 가졌다고 해서 절세미인은 아니다. 나무에 나이테가 있듯이 사람에게도 나이테가 있는데 그것이 바로 주름이다. 그리고 주름을 만드는 가장 큰 원인은 바로 표정이다. 여기저기 신체가 불편하게 되면 표정주름 또한 예뻐질 수 없는 게 당연하다.

얼굴이란 말을 재미로 풀어보면 '얼'이란 본래 '영혼', '정신'에서 유래되었고 '굴'이란 '통로'의 의미를 가지고 있다. 그러니까 얼굴이란 '영혼이나 정신을 보여주는 통로'라는 의미로도 해석할 수 있다. 그 얼굴에 생기는 나이테가 바로 '주름'인 것이다.

그렇다면 건강하고 예쁜 얼굴은 어떤 얼굴일까?

바로 '표정이 많은 얼굴'이라고 할 수 있다. 얼굴의 어원에 입각해서 보면 표정은 사람의 정서를 보여주는 통로이다. 따라서 표정이 밝은 사람은 정서가 풍부한 사람이고 활기가 넘치는 사람이다. 반면에 무표정한 사람은 소통을 거부하고 우울한 마음을 가지고 있으며 내면에 어두운 그림자가 드리워져 있다. 또한 타인에게 마음을 잘 열지 않는 특성이 있다. 화장실 거울을 보며 세수를 하다가 눈가에 생기는 주름을 발견할 때면 자신의 마음은 긴장되기 마련이다. 주름은 '내 영혼을 보여주는 얼굴에 내가 스스로 새긴 세월의 나이테'이기 때문이다. 지속적으로 내가 짓는 표정은 내 얼굴에 주름을 남긴다. 나무의 나이테처럼 내 영혼이 어떤 자세로 환경을 극복하며 견디어 왔는지 내 얼굴이 주름으로 그리고 표정으로 증언하고 있다.

이제 어떤 색채가 아름다운 얼굴을 표현해 줄지가 독자층의 관심사일 것이다. 우리 인체장부의 컬러는 모두 중요하다. 특히 첫인상이나 이미지를 좋게 연출하는 도와주는 색상은 위장, 비장, 간장, 신장의 컬러이다. 컬러로 말하면 노란색, 황토색, 파란색, 검정색이다. 남녀노소를 막론하고 앞에 열거한 장부가 건강해야 화색이 돌고 맑은 피부 톤을 유지할 수 있다.

또한 녹색의 컬러를 인테리어로 활용한다면 눈의 피로감 개선에 좋고 상실감을 극복하게 하며 에너지를 끌어내어 편안함을 유도한다. 색이 눈과 피부를 통해 몸으로 들어와 흡수되기 때문이다. 대부분 신경이 예민한 사람들은 빨간색이나 따뜻한 색 계열을 선호하고 온화한 사람은 파란색이나 차가운 색 계열을 선호하는 경향이 있는데 이에 대한 적당한 균형을 맞춰서 활용하는 것이 좋다.

사실 깨끗한 피부는 선천적으로 타고나기도 하지만 중요한 것은 늘 긍정적인 마음으로 산다는 것에 있다. 그리고 섭생의 중요함 이전에 잘 버려져야 하는 생체리듬도 한몫을 한다. 다시 말해서 규칙적인 생체리듬이 깨지지 않도록 유지하는 것이 비결이 된다.

가급적 가리는 음식 없이 뭐든지 잘 먹을 수 있고 규칙적으로 배설 잘하고 수면장소도 가리지 않고 잠도 잘 자도록 하자. 또 어지간한 일 가지고는 화를 내지 말도록 하자. 또한 예방 차원에서 걷는 운동을 규칙적으로 하고 자연과 대화를 하면서 자연이 가지고 있는 에너지를 받으려고 노력하자.

타인에게 비치는 안색의 건강 정도에 따라 첫인상의 이미지와 미래가 결정될 수도 있다는 것을 유념해야 된다. 중요한 것은 마음속에 비춰지는 본인의 얼굴을 본인이 들여다 볼 줄 아는 안목을 키우는 것이 바람직하다. 자기에게 맞는 컬러와의 조화를 이룰 때 인생이 달라질 것이 분명하니까 말이다.

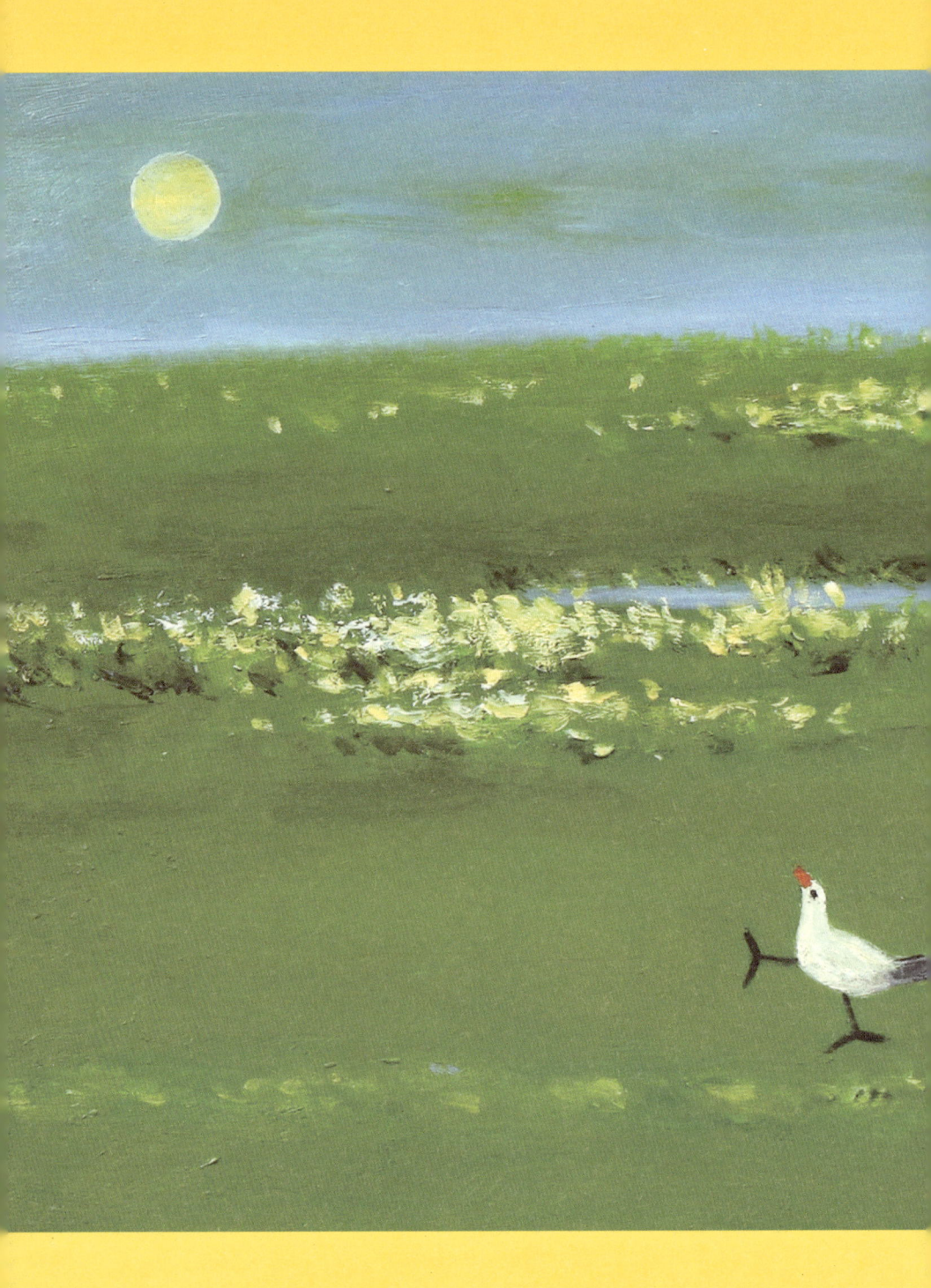

chapter 3

세 번째 색깔의 반란

건강과 병을 부르는 식탁의 비밀

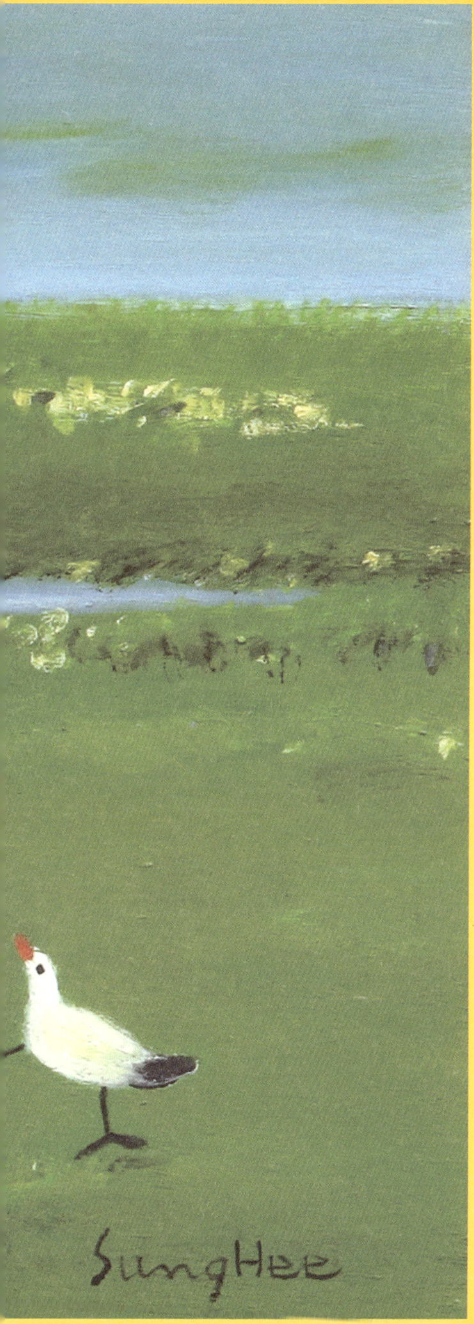

초록은 사랑의 에너지를 듬뿍 주며 개인의 내면적 갈등보다는 모든 욕심을 놓고 신성으로 향하게 할 뿐 아니라 증오심보다는 사랑으로 용서하고 이해하게 해주는 역할을 한다.

당신의 식탁이
위험하다

매일 먹는 음식의 비밀을 아는 사람은 그렇게 많지 않을 것이다. 농약을 사용하지 않고 직접 농사를 지어 재배한 신선한 야채와 여러 곡물이 혼합된 잡곡밥으로 식사를 하면서 탄산음료를 마음껏 먹는다면 이것이 과연 웰빙 음식이 될 수 있을까?

넘쳐나는 음식물의 유통과정 중에서 발생되는 변질의 우려 등 먹을거리의 안전성을 위협하고 있는 요소들이 늘어나고 있다. 인스턴트나 가공식품의 첨가물에 대해 매번 보도되지만 우리는 늘 수입밀가루와 식품첨가물의 늪지대를 벗어나지 못하는 것이 현실이다.

특히 여름철에는 냉장고가 없으면 하루도 버티기 힘들 정도로 냉장고는 모든 음식을 저장해 놓고 먹는 현대인의 필수 도구가 됐다. 시원한 얼음물과 음료수, 과일 등을 이가 시리도록 차게 해서 마시고 먹어야만 시원한 여름을 지낼 수 있다고 생각하니 오장육부가 편할 리 없다.

예전엔 강렬한 햇볕에 잘 익은 토마토랑 참외를 밭에서 직접 따서 따뜻하더라도 그 자리에서 정말 맛있게 먹었는데, 식습관도 문명이 발달함에 따라 바뀌어서 요즘은 냉방병이 많은 사람들을 고통스럽게 한다. 차가운 음식이 장에 들어가면 장내 모세혈관의 수축과 대사기능의 저하가 일어나므로 장염을 일으키며 체내 에너지 대사율을 떨어뜨린다. 식품의 수요가 많아졌고 식품산업이 발달했지만 화학적인 식품첨가물의 과다 사용으로 과거에는 없었던 질병들이 점점 늘어나고 있다.

식품첨가물에 대해 한번 얘기를 해보고자 한다. 우리나라는 1962년 6월 12일 식품위생법이 공포되었으며 이후 217종의 식품첨가물이 지정되어 오늘에 이르렀다. 식탁에 자주 오르게 되는 햄, 맛살, 소시지, 어묵 등에 많이 들어 있는 '아질산나트륨'은 외형을 좋아보이게 하기 위해 고기로 만드는 가공식품에 많이 들어가는데, 문제는 고기의 단백질과 결합하면 '니트로소아민'이라는 발암물질로 변해버린다. 방부제인 '소르빈산칼륨'은 음식을 오랫동안 썩지 않게 보관할 수 있게 하여 거의 모든 가공식품에 사용되는 식품첨가물이다. 그동안 소비자들의 식품에 대한 이해도가 높아짐에 따라 국내에 유통되는 식품의 일부 중 '무방부제'라고 표기한 것도 접할 수는 있지만 아직까지 대중화되어 있지는 않다.

수입 밀가루 또한 문제이다. 이미 수입 밀가루 속에는 대량생산을 위한 포스트 하비스트(*Post-harvest*, 수확 후 농약처리) 화학약품을 사용한다. 『먹지 마 위험해』를 출판한 일본자손기금의 자료에 따르면 미국 수입 밀이 가장 살충제가 많고 그 다음이 호주, 캐나다 순이며, 수입 밀가루를 검사한 결과 신경독성이 있는 두 종류의 살충제가 검출되었다고 한다. 빵, 만두, 과자, 스파게티, 우동 등 감칠맛 나는 밀가루 음식들 때문에 더욱 환자는 늘어만 간다.

요즈음은 '중국음식점 증후군*Chinese Restaurant Syndrome*'이라는 말이 있을 정도로 화학조미료인 글루탐산나트륨*MSG*에 의한 증상이 심각하다. 글루탐산은 흥분성 신경전달물질로서 신장에서 칼슘의 흡수를 방해할 뿐만 아니라 유아들은 극소량에 의해서도 뇌하수체에 영향을 끼친다고 하니 가히 그 위험도를 짐작할 수 있다.

한편 세계보건기구*WHO*에서는 육류 발색제인 아질산나트륨을 어린이용 식품에는 사용하지 못하도록 하였음에도 불구하고 이는 버젓이 식품첨가물로 사용되고 있다. 2급 아민과 아질산염이 반응하면 나이트로소아민이 생성되기 때문에 빈혈, 급성구토, 의식불명 등을 일으킬 수 있다.

지방의 산화방지를 막아주는 부틸히드록시아니졸*BHA*, 부틸히드록시톨류엔*BHT*은 크래커, 수프, 쇼트닝, 주스 등에 들어가는데 콜레스테롤 상승, 유전자 손상, 발암성 유발, 체중 저하 등 많은 부작용이 뒤따른다.

또한 먹음직스럽게 보이기 위해 착색제인 타르 색소를 첨가하는데 이는 과자류, 소시지, 치즈, 캔디, 버터, 아이스크림 등 거의 모든 가공품에 들어간다. 빵이나 과자를 부풀리는 팽창제도 카드뮴이나 납 등 중독 유발의 부작용이 우려된다. 화학조미료인 L 글루탐산 나트륨은 조미료, 통조림, 음료수, 캐러멜 등에 들어있으며 현기증, 손발저림을 유발시키고, 그 밖에 서로 혼합되지 않는 두 종류의 액체를 안정적으로 혼합시킬 때 쓰이는 유화제, 분말비타민 A, 지방산에스테르 등이 첨가된다.

옥수수가루나 전분, 대두 등 '국산'이 아닌 것은 거의 유전자 조작 잡곡들인데 아이들이 좋아하는 시중의 스낵이나 팜유, 정제유지(포화지방산), 정제당, 정제염 등의 먹을거리에 노출될수록 어린이들의 면역체계는 약해지므로 이미 만연해 있는 아토피, 알레르기는 '현재진행형'인 셈이다.

얼마 전 2014년 4월 1일자 〈아시아경제〉에 다음과 같은 기사가 보도되어 국민들을 충격에 빠뜨린 적이 있다. 남해에서 양식하는 김에 농약을 희석해서 1,900톤을 공급했다는 것이다. 사용된 농약이 얼마나 치명적인지 알아보기 위해 지름 12㎝, 높이 14㎝의 원통형 수조에 금붕어 2마리를 넣은 뒤 어민들이 사용했던 농약 30㏄ 정도를 수조에 부어서 '수조실험'을 한 결과 20분도 안 되어 금붕어가 피를 토하며 죽었다. 당장은 아무렇지 않더라도 분명 우리 인체에도 많은 나쁜 영향을 초래할 것이다. 시중에 즐비하게 있는 패스트푸드 체인점 또는 단체급식소, 각각의 가정 등 이루 말할 수 없이 많은 곳에서 사계절 내내 안심하고 먹을 수 있는 식품이 공급되어야 하는데 정말 안타까울 뿐이다.

잊을 만하면 보도되는 단체급식사고와 파라핀 아이스크림, 최근에는 일본의 후쿠시마 원전사고, 조류 인플루엔자, 중국 수입산 불량식품 등이 먹을거리의 안전성을 위협해온 지 꽤 오래되었고 식품업체의 관행이 개선의 여지가 없기 때문에 온 국민의 먹을거리가 불안한 것이다. 그야말로 먹을거리의 공포라고 표현하는 것이 옳지 않나 싶다. 물론 업체에서도 소비자들의 불만을 해소시키기 위해서 체험교실 운영, 식품제조과정 공개나 공식인증기관 확인 등을 통해서 안간힘을 쏟고 있지만 늘 '소 잃고 외양간 고치는 격'으로 국민들 대다수는 먹을거리의 안전성 때문에 늘 의심의 여지없이 "이거 진짜 국산이야?", "이거 진짜 유기농이야?"라고 묻게 된다.

이처럼 많은 식품의 유해성은 비단 오늘날에만 있는 문제는 아니다. 앞으로 식품의 안전성에 대하여 기준치와 식품안전청의 법안을 강화하고 국민들 모두가 첨가물을 지혜롭게 제대로 보는 안목을 키워야 할 것이다.

사실 이보다 더 중요한 것은 식생활의 패턴이 잘못되어 간다는 사실이다. 우리 고유의 식생활문화가 사라져버리고 각각 대화도 없이 간단히 우유에 시리얼을 타서 먹거나 아니면 야채주스 한 잔으로 아침을 때우는 일이 비일비재하다. 가족이라는 테두리 안에서 중요한 식사문화나 예의범절을 배웠던 시절이 붕괴된 지도 꽤 오래다. 온갖 인스턴트 식품들이 개발되면서 주부들은 편해졌지만 대신 가족들은 점점 정신적으로 외로워져가고 아토피나 피가 깨끗하지 못해서 오는 혈관계 질환들이 많아졌다. 건강과 장수의 비결은 역시 인간의 식습관에 달려있는데 식생활패턴이 서구화되고 핵가족화되면서 육체적, 정신적인 피해가 늘어나고 특히 청소년들의 정신적 황폐화가 심각하다.

　손이 시리고 눈 밑이랑 코 끝에 고드름이 매달리도록 추운 겨울날 두꺼운 솜이불 한 장 가지고 형제끼리 나눠 덮고 밤새 정겹게 이야기 나눴던 그 시절로 돌아갈 수는 없지만, 오손도손 둘러앉아 먹던 옛날의 식탁문화를 다시 되살리는 노력을 해야 한다. 음식의 양적, 질적 건강도 중요하지만 마음의 영양가가 높은 식사문화가 동시에 적절히 균형이 맞춰지는 분위기가 되어야 한다. 물론 쉽지 않은 환경조건이지만 국민 전체의 건강을 위해 꼭 추가해야 할 사항이며 개개인이 알게 모르게 먹는 식품의 허와 실을 꼼꼼히 따져야 할 일이다.

왜 이렇게
아픈 사람들이 많은 걸까?

　질병과의 투쟁이 시작된 것은 인류의 역사가 시작되었을 때부터이다. 페스트가 유행하던 6세기에 유라시아 인구의 4분의 1에 해당하는 사람들이 희생되었고, 이후 병원균의 내성과 싸우고 미생물에 대해서 무지했던 시대를 거쳐 19세기 말에 다시 미생물과의 사투를 벌여야 했다. 그렇다고 모든 병의 원인이 미생물과 세균 때문은 아니다. 모든 병의 원인이 어찌 미생물이나 세균뿐이겠는가?

　영양불균형 상태를 유발하는 잘못된 식생활 습관과 정제 또는 가공된 식품을 현대인은 벗어나지 못하고 있다. 그저 쉽고 편안한 상태로만 섭취하려 하기 때문이다.
　몸이 건강하지 못하다는 것은 비단 특정 질병에 노출된 것만을 의미하는 게 아니다. 몸에서 느끼는 불편함이 있다면 그것도 건강하지 못한 것이다. 다양한 요인들과 문명의 발달이 안겨준 너무나 큰 지구상의 숙제인 것 같다. 어린이는 어린이대로 노인은 노인대로 각 연령층의 유병률은 점차 높아지고 암, 난치성 질환들도 증가추세이다.

유전적인 소인, 환경오염, 불의의 사고, 천재지변도 인간이 피해 갈 수 없는 건강을 저해하는 요소이므로 주의하고, 건강증진 차원에서 정보교육이나 검진을 통해서 스스로 지켜야 할 것이다.
그래서 사람들은 건강해지기 위하여 열심히 운동도 하고 질 좋은 식품을 선택해서 먹는다고 하지만 그렇게 한다고 모두 건강해지는 것은 아니다.

왜 그럴까?

운동, 수면, 배변, 식습관 등은 중요한 요소이지만 더 중요한 것이 있다. 이것은 각자 가지고 있는 바른 마음을 쓰는 법(용심법, 用心法)이다. 예로부터 병은 "마음으로부터 온다."라고 하지 않았던가. 물질문명이 발달하면 할수록 인간의 정신은 황폐해져가는데 아무리 좋은 음식과 보약을 먹어본들 무슨 소용이 있겠는가?

흔히 6장 6부 중에서 쓰임만 있고 형태는 없는 '심포'를 따로 떼어서 늘 '5장 6부'라고 지칭을 해왔으며 "심포에 병들었다."라는 말을 쓰기도 하고 누군가 심술궂게 행동을 하면 "놀부 심보 같다."라는 표현을 해왔다.

먹은 음식이 곧 그대로 그 사람을 만들어 내는 것은 자연의 순리이지만 어떤 생각으로 먹느냐에 따라 독이 될 수도 있고 최상의 정미로운 물질로 전환되어 피와 살이 될 수도 있다. 인간은 누구나 살면서 길흉화복을 겪게 된다. 6장 6부가 감정에 따라 먹은 음식을 소화해 낸다는 사실을 간과해서는 안 된다. 화를 내는 감정은 간을 상하게 하고 너무 기뻐하면 심장, 너무 깊은 생각에 빠지면 비장, 슬픈 감정은 폐를, 공포는 신장을 다치게 하는 한의학의 이론처럼 인체의 장부는 감정과 직결되어 있다.

사람이 마음을 움직일 수 있는 마음의 문고리는 어디에 있을까? 그것은 바로 마음 작용을 나타내는 심포, 즉 마음 안쪽 깊은 곳에 자리하고 있다. 그래서 안에서 본인이 먼저 손을 내밀면서 마음을 열어줘야만 밖에서 타인이 열고 자기 마음과 교류를 하고 싶다고 이야기를 하는 것이다. 하지만 자기 고정관념을 내세워 이와 반대인 입장만 생각한다면 그 마음의 문은 더욱 굳게 잠겨서 녹이 슬 때까지도 열리기는커녕 결국엔 형체도 없이 부스러져버려서 돌이키지 못할 상황으로까지 발전하게 될 것이다.

최근 독일의 광색침을 연구한 학자 피터만델은 그의 연구에서 "자신의 고유한 진동 주파수를 통해 색깔의 빛과 방사선의 광선을 따라서 급성과 만성질환의 완화 및 치료에 기여하고 생물체 내에서 강력한 공명의 힘을 방출할 수 있다."고 주장했다.

인체는 양자역학이론으로 색채가 있는 염색체를 가지고 있고 진동이 영향을 끼치는데 위에서 언급된 '심포'는 남색과 공명한다. 심포 경맥에 병이 들면 대체로 열이 상충되어 눈에 충혈이 오고 얼굴이 화가 잔뜩 난 사람처럼 상기되어 있으며 가슴도 두근거리고 답답한데, 이럴 때 마음속의 노폐물을 비워야만 이런 증상들이 해소가 된다는 사실을 알아야 한다. 물론 짙은 파란색 바닷가에 뛰쳐나가서 깊게 심호흡을 하면 일시적으로 기분이 나아질 듯하겠지만 다시 일상으로 돌아오면 부질없이 온갖 피해망상이나 시기, 질투로 마음 가득 고이게 된다. 우리는 가끔 화날 때 파란 하늘을 보고 "오 하늘이시여~!" 하지 않는가? 파란색은 바다와 같은 색이다. 바다는 모든 것을 다 받아들여 줄 수 있다고 해서 '바다'라는 우스갯소리도 있다.

심포에 병이 든 사람들은 욕심도 많고 항상 노심초사하며 남이 잘되는 것을 은근히 질투하기 때문에 가슴도 답답하고 팔이나 팔꿈치가 아플 수 있다. 심포를 따라오는 경맥은 가슴에서 팔 안쪽 중앙으로 내려와서 가운데 손가락으로 끝나기 때문이다. 병원에서도 특별한 어깨질환을 찾을 수 없음에도 팔도 아프고 가슴도 아픈 사람들을 우리 주변에서 얼마든지 찾을 수 있다. 아마도 이렇게 마음을 잘못 쓴다거나 불량한 가공식품의 혁명 속에서 계속 살아야 된다면 인간의 고뇌는 이루 말할 수 없이 깊어질 것이다.

이렇게 좋지 않은 마음들의 부정적인 에너지 또한 진동과 주파수를 갖고 있어서 부모가 그러면 자연스럽게 자녀에게도 여파가 갈 수밖에 없다. 짜증이 반복되면 언성이 높아지고 가족 간의 불화가 빈번해질 것은 불 보듯 뻔하다. 이것은 개인이 가지고 있는 기질적 특성에 따라 다를 수는 있겠지만 한 사람의 마음가짐은 가족 전체에 영향이 갈 수 있는 문제이다. 평소에도 사소한 것에 자주 짜증이 잘 난다거나 가슴에 응어리진 것처럼 답답한 분들은 파랗고 청명한 가을 하늘을 보며 컬러에너지를 듬뿍 받아보시라~! 마치 우주를 전부 품어서 껴안듯이 한 아름 안으면 마음 밭에 평화가 출렁일 것이다.

우리는 음식이 집안의 식탁 위에 올라오기까지 수없이 많은 단계를 거치는 것에 대한 고마움을 알아야 한다. 천지만물에 대한 고마움, 농작을 경영하신 분, 유통시켜서 구입할 수 있도록 해주신 분, 집에서는 아내와 남편이 협조하여 만든 수고로움을 이해해주는 고마움으로 첫 수저를 들어야 하지 않을까 싶다. 아이들에게도 고마움의 인사말을 하도록 교육하고 싱그러운 푸름의 신록이 얼마나 위대한지를 느끼도록 해야 한다.

그래서 한 가지의 음식이든 열 가지의 음식이든 자연과 내가 하나로 합일치 되는 마음으로 경건하게 생각하고 고맙고 즐거운 마음으로 먹는다면 좋은 에너지로 거듭나게 될 것이고 몸의 이상반응도 나타날 수 없을 것이다.

음식을 먹을 때마다 컬러를 의식해 보라. 형형색색 야채와 과일, 생선 등 모든 음식에 있어서 고유의 색이 있고 이 색채들이 에너지가 있고 진동과 주파수를 갖고 있는 것이 상상이 되지 않는가! 그러니 컬러에너지가 넘치거나 부족하게 되면 인체에 그 반응이 즉각적으로 나타나 질병에 걸리게 됐다는 사실을 인지할 수 있다.

각자 취약한 장부의 이상이나 변화에 따라 맞는 컬러의 음식을 일부러라도 찾아서 먹고 일상을 그 취약한 컬러에 유념하여 생활한다면 건강을 유지하는 데 도움이 된다. 색채가 가지고 있는 에너지는 음식에만 국한되는 게 아니다. 의류나 침구류,

심지어 보석이나 액세서리까지도 중요하게 작용을 하는 것이다. 이렇듯 컬러는 인간 세상에 시공을 초월해 산재해 있고 오장과 오색이 배속되어 있으므로 늘 자신의 감정을 조절하여 색채에너지를 활용한다면 건강에 커다란 도움이 될 것이다. 그리고 음식을 만드는 재료의 구입이나 기호식품의 선택에 있어서도 활용한다면 건강에 한 걸음 더 다가가게 해 줄 것이다.

색깔이 음식에 미치는 영향

    시중에 나오는 식품들의 컬러는 형형색색 다양하다. 인간이 먹을 수 있는 음식을 가공했건 자연에서 얻어진 것이건 모두 컬러로 이루어져 있다. 여름철에 한창 맛볼 수 있는 제철 빨간색 토마토는 카로티노이드 중 라이코펜이 함유되어 있어서 과산화지질의 생성을 저해하기 때문에 암환자들이나 심혈관계 질환자들에게 인기가 높은 채소이다. 라이코펜이 단지 색소에 지나지 않았던 시대를 뒤로하고 온통 지금은 라이코펜 붐이 일어난 것 같다. 더구나 알코올을 분해하는 과정에서 생기는 아세트알데히드를 분해해주고 활성산소를 제거해주기 때문에 음주한 다음 날에도 컨디션 유지에 도움이 된다. 유럽의 속담에 "토마토가 빨갛게 익으면 의사 얼굴이 파랗게 된다."고 했다. 그만큼 토마토가 가지고 있는 효과가 크다는 의미이다. 『색의 비밀』이라는 책을 저술한 노무라 준이치는 붉은 태양광선을 쪼일 때 토마토의 성숙도가 달라지는 것을 발견했다. 검은색, 빨간색, 흰색 천을 덮어 씌워서 실험한 결과, 검은색 천은 모든 색을 흡수하여 토마토가 전혀 빛을 받지 못해 쪼그라들게 만들어 버렸고, 반면 흰색 천으로 덮은 토마토는 모든 색을 투과시켜 설익은 토마토를 잘 익게 만든다는 사실을 발견한 것이다. 빨간색 천은 빨간색만 전달했기 때문에 발효효소가 될 정도로 완벽하게 익었다고도 주장했다.

이렇듯 빨간색 색소인 라이코펜은 매우 유익한 성분인데 날것으로 섭취하는 것보다는 살짝 익혀서 먹는 것이 맛도 월등히 좋고 흡수율도 세 배 정도 높아서 남자들의 전립선암을 예방하는 효과를 보인다고 알려져 있다.

우리나라의 제약회사에서도 예전과는 다르게 현재는 복용약을 컬러 트렌드에 맞게 생산하고 있다고 한다. 간장, 담낭약으로는 우루사, 헤파맥스, 로와콜 등이 있는데 모두 푸른색으로 되어 있는 정제이며, 심장약은 빨간색으로 된 아달라트, 위장약은 노란색으로 맥페란, 라베스트, 판토스텍, 라베넥스 등이 있고, 폐는 흰색의 오논, 비졸본, 베로텍 등의 진해 거담제가 있으며, 신장약은 네프리스라는 약으로 검정색으로 된 의약품이 있다. 물론 우연의 일치일 수도 있겠지만 약 색깔의 선택에 있어서 혹시나 각 장기의 색깔을 고려한 것은 아닌지 하는 즐거운 상상을 해본다.

빨간색의 과일과 생식기는 어떤 관계에 있는지 짚어보자.

인도에는 수천 년 동안 이어 내려온 그들만의 고유한 정통의학인 아유르베다 의학이 있는데, 여기에는 빨, 주, 노, 초, 파, 남, 보 7가지의 컬러 차크라(수레바퀴라는 뜻의 인도어)가 중요한 역할을 한다. 쿤달리니(인간의 원초적인 에너지)가 용솟음치는 그 자리는 회음혈인데 생식기와 항문 사이에 있으며 빨간색 차크라에 해당한다. 생식기와 빨간색의 음식은 밀접한 관계가 있다. 거의 모든 여성들이 부인과적인 건강과 아름다움을 유지하기 위해 비싼 석류를 그토록 사서 먹는 이유가 여기에 있다. 조기폐경인 여성이 빨간색 팬티와 주황색의 원피스를 입고 다시 생리를 시작했다는 일화도 있다.

다음으로 단전 차크라는 주황, 위장 차크라는 노랑, 가슴 차크라는 초록, 목 차크라는 파랑, 미간 차크라는 남색, 두정 차크라는 보라색의 차크라가 있다.

노란색의 대표식품은 카레이다. 인도인들은 노란 카레를 많이들 먹어서인지 치매환자가 없기로 유명하고 위암 또한 발생률이 상대적으로 적다고 한다. 아마도 카스트 제도가 있는 명상의 나라에서, 귀족에서 천민까지 걱정과 근심을 덜어내고 삶에서 느림의 법칙을 찾아 자연 앞에서 고요히 존재함에 감사하며 살기 때문이 아닐는지?

앞서 언급했지만 노랑은 위장 차크라이다. 노란 파인애플과 노란 피망은 보기만 해도 위가 편안해짐을 느낄 수 있다. 담장

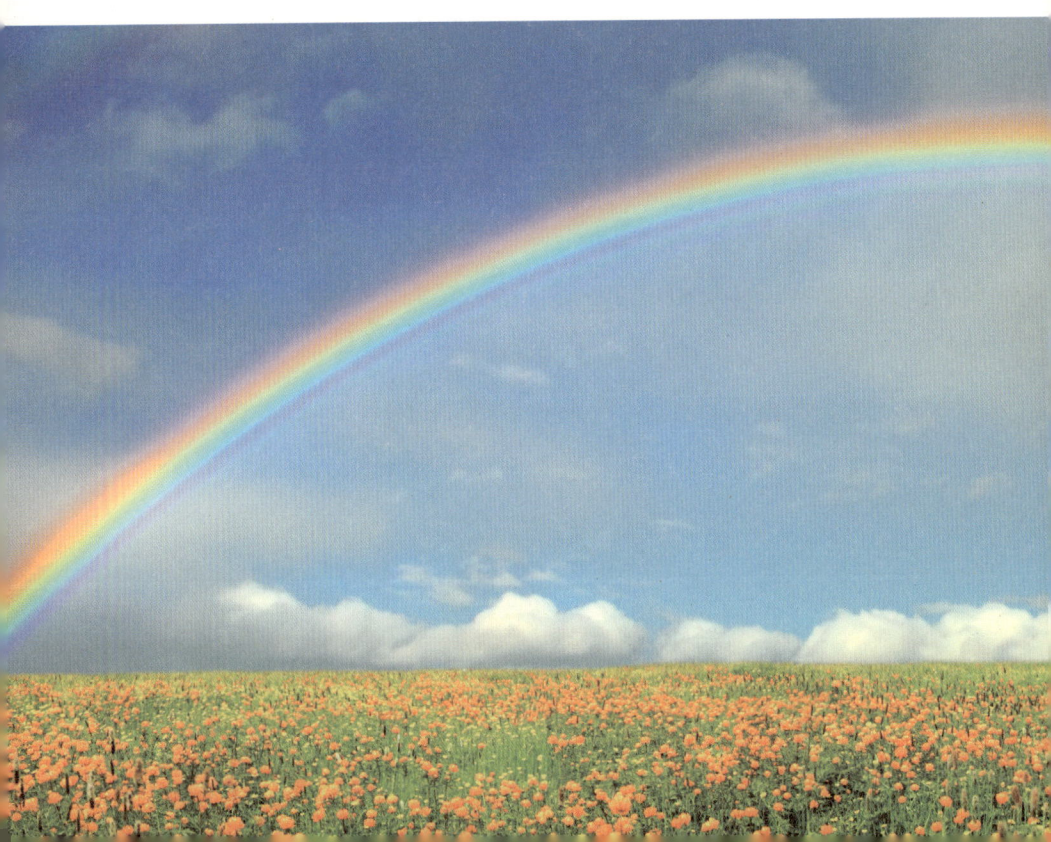

의 노란 개나리를 상상해보면 위가 편안해지니 전신은 저절로 안락함을 느낄 수 있을 것이다.

　신선하고 유기농으로만 재배한 초록의 야채들은 사랑을 듬뿍 담은 음식이며 바로 가슴 차크라의 초록색에 해당하는데 여기에 진실 하나가 더 들어 있다. 바로 현대인들의 우울증과 스트레스에 관련된다는 사실이다. 이런 분들은 야채 쌈과 비빔밥에 들어가는 채소 종류를 먹을 때마다 가슴 가득 사랑의 에너

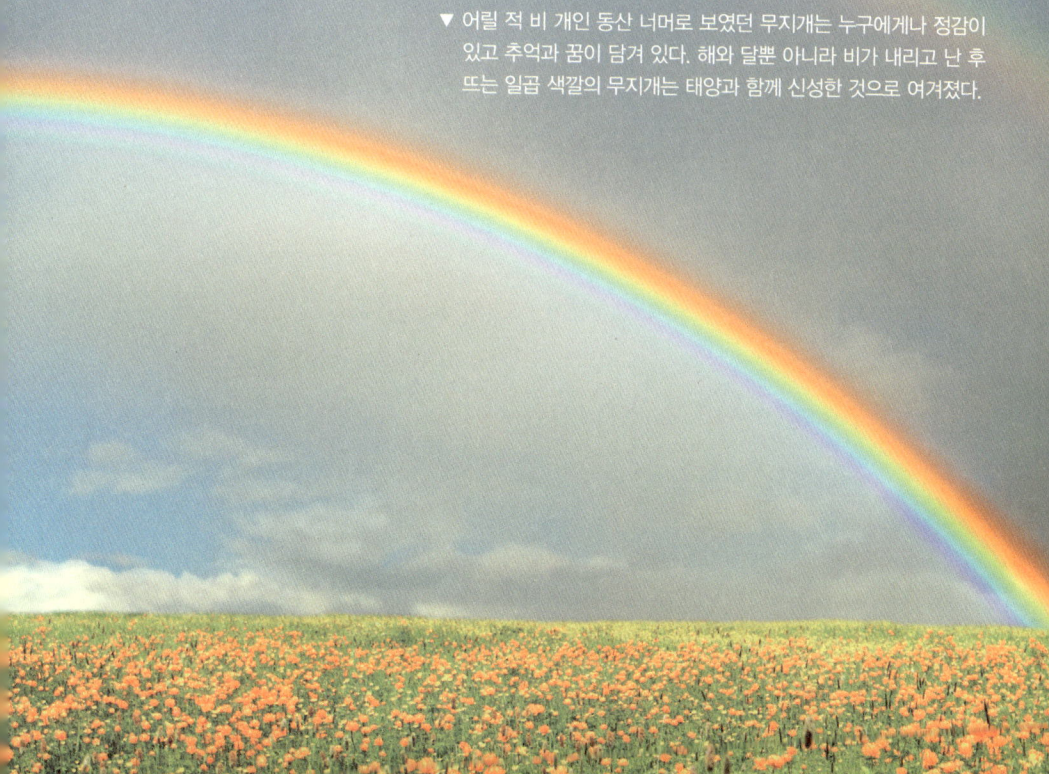

▼ 어릴 적 비 개인 동산 너머로 보였던 무지개는 누구에게나 정감이 있고 추억과 꿈이 담겨 있다. 해와 달뿐 아니라 비가 내리고 난 후 뜨는 일곱 색깔의 무지개는 태양과 함께 신성한 것으로 여겨졌다.

지를 느끼면 영양소의 흡수율도 더욱 높아질 것이다. 사람들은 기뻐도 슬퍼도 술을 마시고, 또 격무와 스트레스에 시달리게 되는데 이럴 때는 초록색 다슬기국 잘하는 곳을 찾아보는 것도 속을 푸는 좋은 방법일 것이다.

요즈음 식품첨가물에 들어가는 식용색소는 거의 합성색소이다. 대표적인 노란색 음식 단무지만 봐도 천연색소인 치자를 사용하는 경우도 있지만 상당수가 합성색소이고, 아이들이 좋아하는 다양한 과자류, 빙과류, 가공식품은 거의 합성색소를 넣어 만든다.

온갖 야채와 갖가지 뿌리채소들을 보면 해당하는 고유의 컬러를 가지고 있다. 비와 태양빛 아래 땅속에서 완전 중무장을 하고서 주황컬러로 등장하는 당근은 베타카로틴이 많은 식품이다.

고추가 익어가는 컬러의 변화를 누구나 한번쯤은 유심히 뚫어져라 쳐다본 적이 있을 것이다. 처음에 연두컬러에서 초록빛 그리고 검붉은색으로 진행하는데 이는 식물과 태양에너지와의 관계를 여실히 보여준다. 가지는 처음부터 보라색이고 참외는 처음에는 초록이다가 점점 빛과 수분과 양분을 먹고 노랗게 익어간다.

최근 많은 사람들이 전원주택을 짓고 또 텃밭을 일구고 있다. 자연과 어울릴 경우 컬러음식들이 얼마나 귀하고 좋은 식품인지를 알 수 있다. 감자, 호박, 오이, 수박, 참외, 방울토마토, 토란, 고추, 가지, 근대, 옥수수 등 갖가지 채소들이 땅에 뿌리를 박고 있는 모습만 바라만 보아도 힐링이 된다. 여러 가지 형형색색으로 컬러에너지를 머금고 달려 있는 모습을 보면 먹기도 아까울 정도로 예쁘다. 그리고 더 중요한 것은 자연이 주는 고마움이 무엇인지를 진심으로 알게 된다는 사실이다.

가장 시급한 것은
식탁 혁명

　　예전과는 다르게 식탁문화가 간소화되면서 한 가족이 모두 함께하는 기회가 많이 줄어들었으며 음식의 양이나 종류도 상대적으로 제한이 되었다. 쓸쓸한 식사문화가 큰 문제로 대두되면서 어린아이는 가족보다 TV와 더 친해질 수밖에 없는 현실이 서글프고, 맞벌이 부부의 자녀일 경우 같이 식사할 수 없는 게 안타까울 뿐이다. 자연히 간단하게 조리하는 냉동식품이나 가공식품만이 즐비한 식탁에서 제각기 다른 시간에 식사를 하게 된다. 그래서 간단한 식사 대용식들을 먹곤 하는데 자신의 기초 대사량을 모르는 상태로 칼로리를 섭취하기 때문에 건강에 적신호가 와도 모르는 경우가 허다하다. 대부분 위의 용적에 맞게 배부르게만 먹으면 만족한다는 고정관념을 가지고 있다.

특히 운동부족으로 인해서 생활습관병 환자가 많아진 것은 누구나 부인할 수 없는 사실이 되어버렸다. 바쁜 생활에 조리할 시간 없어 대충 때우는 끼니인 정크푸드 Junk Food에 길들여진 젊은 세대들이 색깔에 대한 인식과 건강에 관련된 기본적인 사고의 틀을 바꾸고 식습관과 식단의 구성을 새롭게 하며 특히 항상 자연에 감사하는 마음으로 먹는다면 일대 혁명을 가지고 올 수 있을 것이다.

크론병은 3대 희귀성 질환의 하나다. 시골보다는 대도시에서 발병률이 높아 일명 '부자富者병'이라고 부르는데 입에서 항문에 걸쳐서 생기는 염증성 장질환으로 설사, 미열, 식욕감퇴, 복통과 같은 증상이 수반된다. 크론병은 젊은 시절에 정크푸드를 많이 섭취하면 발병위험이 크다는 연구결과가 발표되었다고 영국 데일리메일이 보도했다.

최근 학생들에게 이루어진 식품첨가물에 대한 설문조사 결과는 심각했다. 어떤 학생은 햄버거, 치킨, 탄산음료를 거의 매일 먹어 이게 주식이 된다고 하기도 했는데 그 학생의 피부는 심각한 아토피 상태였고 또 생리통과 두통으로 시달린다고 했다. 물론 그 학생만 해당되는 게 아니었다. 많은 학생들이 패스트푸드의 매력에 빠져 헤어나오지 못하는 경우가 많았다. 이들에게 크론병과 같은 무서운 질병이 생기지 말라는 법이 없다. 부디 컬러푸드 힐링이 널리 알려져 안심하고 먹을 수 있는 웰빙의 간식문화로 발전되기를 바라는 바이다.

1988년 미국의 암학회에서는 'Five a day' 캠페인까지 벌이며 하루에 다섯 가지 과일과 채소를 섭취하자는 운동을 전개하고 있다. 캘리포니아주에서 시작한 이 캠페인은 짧은 시간 안에 전 세계에 영향을 끼치게 되면서 프랑스(10 A Day), 헝가리(3 A Day), 덴마크(6 A Day), 폴란드(2+2 A Day) 등이 다양하게 슬로건을 내걸고 동참하게 되었다. 미국은 이러한 기준을 근거로 성인을 위한 다양한 식단을 제공하고 인지도 조사를 통해 여자의 40%, 남자의 29%가 'Five a Day'를 실천하고 있다고 보도했다. 보건복지부와 암센터가 앞장서서 지속적인 연구와 조사활동으로 Green-Red-Yellow-Violet-White 색이 있는 컬러푸드를 섭취하면 몇몇 암과 만성질환의 위험을 78%까지 감소시키는 결과를 확인했다고 한다.

우리나라도 예전보다 많아진 성인병 환자를 관리하기 위해 다양한 건강예방과 보건증진 프로그램들이 각 보건소에서 이뤄지고 있다. 보건소에서는 당뇨병과 고혈압 등 환자들이 주의해야 할 사항이나 예방에 대한 보건교육을 하고 있다. 현재 우리나라뿐 아니라 서구에서도 마찬가지로 다양한 웰빙 식품과 건강증진을 위한 운동 프로그램들을 개발하고 있다.

과일과 채소에는 중요한 생리활성물질인 파이토케미컬(천연미량원소)이 들었고 다양한 컬러를 가진 천연색소에는 인간의 체내에서 항암, 노화방지, 성인병 예방 같은 유익한 기능들이 있다. 농촌진흥청에서는 우리나라 주식인 쌀을 다양한 색깔로 개발하는 프로젝트를 추진해오고 있다. 이처럼 컬러가 웰빙으로 부각이 된 지도 벌써 꽤 시간이 흘렀다.

어떤 음식이든 너무 지나치면 몸에 해가 되지만 컬러가 서로 다른 천연색소가 합해지면 효과가 훨씬 높아지기 때문에 어차피 먹을 거라면 제대로 갖춰서 먹는 것이 더 좋을 것이다. 그러나 요즘처럼 바쁘게 사는 현대인들은 매일 다섯 종류의 생과일을 먹기가 사실상 힘든 것 같다. 우선은 조그만 밭두렁이나 베란다에 한두 가지의 컬러푸드를 키워서 소박한 밥상을 준비해보자.

또 늘 비슷한 반찬이라도 오색을 맞춘다면 좋겠다. 예를 들어 당근 한 가지에 모든 영양소가 들어 있지는 않으며 고르게 영양 상태를 유지하는 것이 중요하기 때문에 다양한 컬러를 함께 섭취하는 것이 여러 가지 효능 면에서 바람직하다.

따스한 봄날, 햇볕을 받으며 자라난 지천에 널린 나물들을 채취해 데치고 삶고 건조시켜서 비타민이 듬뿍 들어 있는 상태로 조리하여 식사한다면 건강에 도움이 되는 웰빙 식단이 별도로 필요 없을 것이다.

자연과 인간이 하나 되는 숲 속을 거닐면서 서로 어우러지는 느낌을 받을 때처럼 오색의 컬러가 들어 있는 음식을 섭취하게 되면 육체와 정신이 건강하게 진동하는 것을 느낄 것이다. 좋은 태양 에너지를 갖고 있는 오색의 음식을 먹을 때 컬러가 갖는 유익함을 단 몇 분만이라도 느껴야 한다. 당신의 뇌에서 그 감정을 다스리고 엔도르핀이 분비되도록 항상 노력해야 할 것이다.

색깔을 먹어 치료한다

인간의 마음을 움직이는 색은 심리적으로 차분할 때와 흥분될 때가 다르다. 그동안 심리묘사에서도 많이 주장되어 왔고 화가들의 그림에서도 그들의 정서에 내재된 의식이 바탕에 있다는 것을 알 수 있다. 무릇 생활 속에서 넘쳐나는 컬러에너지의 흐름은 개인의 성향을 넘어서 행동심리나 심층심리, 감정이나 생리적인 면에 커다란 영향을 끼치며 의료뿐만 아니라 비즈니스까지도 다양하게 전개되고 있다.

봄볕의 따사로움에 핀 백목련, 담장 밑의 노란 개나리, 동해바다의 푸른 파도, 아침 이슬에 대롱대롱 매달린 무지갯빛 물방울들, 흰 눈이 소복하게 쌓인 초가지붕 등이 얼마나 사람들의 마음을 편안하게 해주며 정신적인 안정을 공급해 주는지 모른다. 뇌에서 눈을 통해 흘러 들어오는 빛은 호르몬을 생산하도록 돕고 몸에서 일어나는 생화학적인 체계는 다시 정서적 상태에 영향을 미치기 때문이다. 이처럼 우리는 매우 다양한 색을 보고 감정을 느끼고 사용하며 살아간다. 국내에서 색에 대해서 심도 있게 이해하고 사용하는 경우는 흔치 않지만, 이미 유럽에서는 색채요법을 다양한 방법으로 심인성질환의 임상에 적용하고 있고, 인도나 미국에서는 광선요법이 보편화되었다.

여러 가지 색과 인간의 감정이 묘사되는 심리는 어떠한 관계가 있는지 알아보자.

빨간색은 사람을 흥분하게 만들고 자극이 있으며 음식의 색으로는 자극적인 요소를 지녀 식욕을 느끼게 할 뿐 아니라 맛있는 느낌, 달콤함을 연상시켜 음식의 맛을 돋우는 작용을 하기 때문에 다이어트에서는 피해야 할 색이다. 빨간색을 좋아하는 사람들은 외향적인 성격을 지녀 정열이 넘치고 적극적이다. 생명력이 있어서 따뜻하지만 반대로 위험하거나 불안한 심리로도 표출될 수 있다.

분홍은 부드러움을 가지고 있으며 음식의 색으로는 달콤한 맛과 새콤한 맛을 강하게 느끼게 하며 단맛을 느끼게 하는 강도가 강하여 이 또한 다이어트에서 피해야 할 색이다. 분홍색을 좋아하는 사람들은 인정받기를 원하고 호기심이 많아 긍정적인 사고를 갖고자 하며 섬세함과 책임감이 강한 소녀적인 성향이 나타난다. 따라서 부드럽고 낭만적이며 화사해서 스트레스 해소에 효과적인 색이다.

주황은 빨간색보다는 덜 자극적이지만 달콤한 맛과 부드러운 맛을 동시에 강하게 느끼게 하고 식욕을 촉진시키며 포만감을 느끼지 못하게 만들어 과식을 유발한다. 사교성이 뛰어나서 사람들을 잘 리드하고 화려함을 추구하며 활동적이며 개방적 사고를 가지고 남에게 친절을 잘 베풀며 감수성이 예민한 사람들이 좋아하는 색이다. 또한 따뜻한 반면 외로움을 싫어하므로 질투가 있고 열정, 활기가 늘 넘친다. 주황색은 상쾌한 기분을 돋우거나 억압된 아이의 불안을 해소하는 데에 효과가 있다.

노란색은 지성의 색이며, 정신을 자극하거나 두뇌의 좌반구를 자극하기 때문에 재빠르게 사고하는 것을 돕는다. 육체의 재생에너지를 주며 세포를 활성화시켜 자신감을 준다. 뇌와 신경계를 자극하므로 긍정적인 마음을 유도하여 유머감각을 살려준다. 특히 스트레스에 탁월한 효과가 있다. 음식의 색으로는 따뜻하고 위장의 운동을 활발하게 해주며 식욕을 돋운다.

　　베이지색을 좋아하는 사람은 가정적이고 원만한 성격이며, 건실한 성품이라서 성실하며 보수적이다. 모성본능이 있고 편안하고 안정감이 있어서 느긋하고 감추는 게 없는 성격을 형성시켜준다. 베이지색은 이성적인 사고를 갖게 해주며, 부드러움을 자아내기도 하여 스트레스 해소나 신경을 안정시킨다.

　　초록색은 신선한 야채나 과일을 연상시킨다. 밝은 녹색은 신선함 때문에 상큼한 맛을 느끼게 하며, 짙은 녹색은 쓴맛을 느끼게 한다. 이러한 녹색을 적절히 이용하면 식욕억제를 통해 편안하고 즐거운 다이어트를 할 수 있다. 초록색은 풍부한 감정을 나타나게 해주고 신념이나 결단력이 약할 때 힘과 의지를 준다. 또한 인체를 통증으로부터 해방시켜준다. 불안감을 해소시켜 마음의 평화를 주고 정신을 집중하게 도와주며 눈의 피로 회복에도 또한 효과가 있다.

　　파란색은 시원하고 상큼하면서 감정을 가라앉히는 역할을 한다. 음식의 색으로는 상큼한 반면 쓴맛을 느끼게 하여 식욕을 감퇴시킬 뿐만 아니라 음식이 맛이 없어 보이게 하는 작용을 한다. 이 색에 너무 노출되면 쉽게 피곤해지거나 게을러지고 나태해질 수도 있다. 일반적으로 파란색 의상과 가구들은 청량감을 주지만 쉽게 피로를 느끼게 된다. 파란색을 좋아하는 사람은 냉정하고 이기적이며 주관적이어서 리더십이 강하고 또한 보수적인 성격이며 자립심이 강하다. 파란색은 사고력과 창의력을 높여주며 진취적이고 예술적이어서 풍부한 상상력을 발휘하게 하며 맥박이 낮아지게 하고 감정을 억제시키는 효과를 준다. 따라서 불면증과 근육긴장 해소에 좋다.

보라는 신의 색이라고 할 만큼 신비롭고 독특한 느낌이 있지만 음식의 색으로는 쓴맛과 동시에 음식이 상한 느낌을 주는 색으로 다이어트 색으로 적절하게 사용하면 좋다. 닫힌 마음을 열어주고 창조적인 에너지를 얻게 한다. 감수성이 풍부하여, 직관력을 뛰어나게 하며 예술가의 기질적인 특성이 있다. 자만심이 강하여 지적 성취감을 느끼며 창조적이어서 신비로움에 감성을 자극시킨다.

갈색은 자극적이면서 사람을 흥분하게 만드는 역할을 하고 강렬한 색상 때문에 음식의 색으로는 자극적인 요소를 지닌다. 갈색은 비장의 색이어서 식욕을 느끼게 할 뿐 아니라 맛있고 달콤함을 연상시켜 음식의 맛을 돋우는 작용을 하기 때문에 다이어트에서는 피해야 할 색이다. 생명력이 있어 따뜻하며 외향적이다. 활력을 불어 넣어주고 자신감과 긍지를 심어주는 에너지가 있다.

회색을 좋아하는 사람들은 솔직하며 보수적이고 이성적인 감정의 표현력은 약하나 감수성이 풍부하다. 인내심과 책임감이 강해서 정신적 안정감이 있다. 회색은 긍정적 사고력과 민족성을 나타내며 무겁고 엄숙한 분위기를 연출한다. 요란한 세상의 빛깔로부터 멀리 떨어져 참회하며 삶을 돌이켜 생각하는 색으로서 주로 성직자들의 의상에 사용된다.

검정색은 차분해서 집중력을 높여주며 중성적 느낌을 준다. 심리적인 안정과 우월감을 억제시킨다. 우아함과 현대성을 상징하며 세상의 더러움을 모두 받아들이는 수용적인 색이다.

흰색은 고급스럽고 모던한 분위기를 연출하나 음식의 색으로는 쓴맛과 부패한 느낌을 주어 식욕을 억제시키며 음식의 맛을 제대로 느낄 수가 없게 만드는 다이어트 효과를 가지고 있다. 흰색을 좋아하는 사람들은 개성이 강하고 이기적이고 보수적이며 자기만의 세계를 고집한다. 흰색은 독립심과 의지를 강하게 하여 압박감이나 심리적인 기능을 억제할 수 있고 경건함을 고취시킨다.

　이렇듯 색은 인간의 마음을 전적으로 지배한다고 해도 과언이 아니다. 인간이 가지고 있는 일곱 가지 감정 속에 색의 비밀을 숨겨두고 살아 왔다면 이제는 겉으로 나타내어 색으로 치유해야 할 시대가 되었다. 음식을 먹을 때도 색을 섭취한다는 의식을 갖자. 자의든 타의든 마음 하나 오롯이 쓸 때에도 자신의 감정이 어떠한 컬러파장과 함께 전달되는지를 한 번쯤 더 생각해야 마음속 색채의 소리가 청명해질 것이다.
　문득 흰 목련이 그리워진다. 파란 하늘을 올려다봐도 한 점 부끄럼 없는 흰 목련 같은 삶을 살고 싶은 것은 마음의 심리적인 색의 작용이다.

내 몸에 맞는
컬러푸드를 찾아라

　우리가 매일 섭취하는 채소나 과일은 각종 항산화제와 비타민, 미네랄과 효소로 인해 색소가 결정되는데 이 천연색소는 특정 영양소와 밀접한 관련이 있다. 이 색소를 결정하는 성분인 파이토케미컬(미량영양소)은 채소나 과일의 색이 더욱 화려하고 짙을수록 더 많이 함유되어 있다. 이것은 과일과 야채들의 색에 맞게 다양한 영양분과 에너지를 제공하며, 세포의 노화를 방지하고 몸속의 노폐물을 배출시키는 해독효과가 있어서 건강한 몸과 아름다움을 지켜주므로 적은 비용으로 최대의 효과를 나타내는 힐링 테라피이다. 이제 하나하나의 컬러푸드에 대해 살펴보기로 하자.

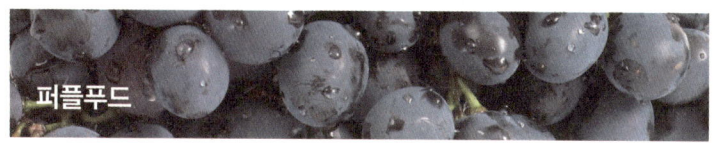
퍼플푸드

　포도주, 아사이베리, 가지, 건포도 등이 있다. 퍼플푸드는 보라색을 띤 음식을 칭하는 것인데, 이 보라색에 존재하는 레스베라트롤은 항산화작용을 함으로써 체내 활성산소를 중화시켜 심장질환과 암을 예방하는 데 효과가 있다. 특히 포도 껍질이나 씨앗에는 몸속의 중금속을 빼내는 성분인 셀레늄과 레시틴 외에도 각종 비타민과 미네랄이 풍부하여 동맥경화와 피부 노화방지에 효과가 크다.

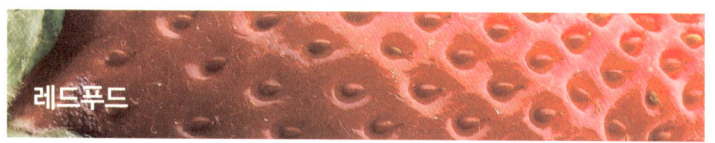
레드푸드

　토마토, 고추, 딸기, 팥, 사과, 파프리카, 석류, 복분자 등이 있다. 레드푸드에 들어 있는 라이코펜의 빨간색이 식욕을 유발하여 식욕감퇴로 고생하는 사람에게 도움을 준다. 특히 토마토는 비타민 C가 많아서 잔주름을 예방하고 멜라닌 색소 침착을 막아서 기미에도 탁월한 효과를 발휘한다. 칼륨 성분은 염분을 체외로 배출시켜 짜게 먹는 식습관으로 발생하는 고혈압 등을 예방해준다. 또한 칼슘이 빠져 나가는 것을 막아서 골다공증에 도 도움을 준다.

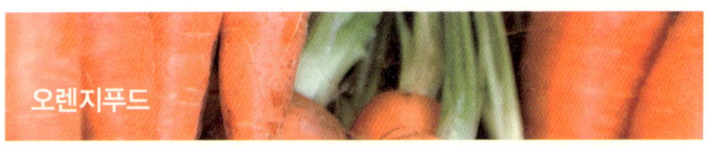

오렌지푸드

당근, 호박, 오렌지, 살구, 황색 고구마, 파파야, 주황색 파프리카 등이 있다. 주황색은 식욕을 돋우고 소화력이 약한 사람에게 아주 좋은 색채치유가 된다. 단호박에는 베타카로틴과 비타민 C가 풍부하여 면역력을 키워주고 소화가 잘되게 해준다. 또한 산모의 부종을 완화시키고 노폐물을 잘 배출시켜준다. 황색 고구마는 식이섬유가 풍부해서 변비에 좋고 겨울철에 많이 먹는 오렌지, 자몽, 귤 등은 면역력을 높여준다. 가을에 많이 나오는 갈색을 띠는 버섯류도 고단백 저칼로리 식품이면서 철, 아연, 식이섬유가 풍부하여 면역력을 높여준다.

옐로우푸드

강황, 노란 파프리카, 알로에, 바나나, 참외, 망고 등이 있다. 강황에는 커큐민이라는 성분이 들어 있어서 치매와 우울증, 위암 등에 효과가 있기 때문에 인도인들이 즐겨 먹는데, 카레 역시 다이어트에 효과가 있어서인지 인도에는 대체로 비만인 사람이 없다고 한다. 바나나는 활성산소의 발생을 감소시켜주며 칼륨 성분이 들어 있어서 성인병이나 암 예방에도 도움이 된다. 언제나 쉽게 사서 먹을 수 있는 장점을 가지고 있고 조리해야 되는 번거로움도 없다. 바나나는 허기질 때 공복감도 해소되고 에너지 전환이 빠른 미네랄 식품이다. 알로에의 경우 변비를 없애주는 기능이 있으며 또 두통에도 도움이 된다.

그린푸드

청포도, 오이, 시금치, 양상추, 키위, 엉겅퀴, 치커리, 씀바귀 등이 있다. 초록색의 식품은 신선한 느낌을 줄 뿐만 아니라 엽록소인 클로로필이 풍부해서 성인병이나 치매, 혈관질환 예방에 중요한 식품이다. 시금치는 철분과 엽산이 풍부해서 빈혈 등에 도움이 되므로 여성들이 많이 먹어야 한다. 가급적 비닐하우스에서 자란 것보다는 밖에서 직접적으로 태양에너지를 받고 자란 것이 좋다. 브로콜리도 비타민 A와 C가 풍부한 최고의 건강식품이고, 솔잎도 오장을 편안하게 해주고 발모에 도움을 준다. 오이는 혈압도 조절해주고 숙취도 예방한다.

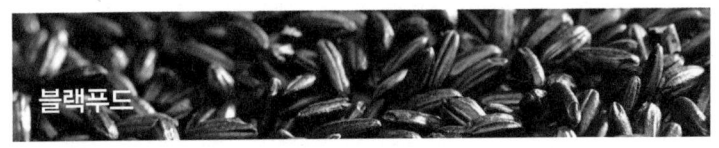
블랙푸드

블루베리, 우엉, 연근, 검정깨, 흑미, 서리태콩, 메밀, 도토리묵 등이 있다. 블루베리에 들어있는 안토시아닌은 항산화작용을 하므로 항암효과, 면역력 증가, 혈관을 튼튼하게 하는 효능이 있다. 메밀은 주식인 밀과 쌀에 부족한 필수 아미노산이 풍부하다. 특히 라이신을 함유하고 있어서 발육기에 있는 청소년들에게 좋은 음식이다. 검정깨에는 노화방지 성분인 감마 토코페롤(비타민 E의 일종)이 들어 있어 혈관을 튼튼하게 해주고 두피 건강에 영향을 줘 탈모 방지에 대단히 효과적이다. 또한 노화방지, 동맥경화 예방, 각종 신경질환 개선 등의 효능이 있다. 서리태콩에 들어 있는 이소플라본이라는 성분은 여성호르몬인 에스트로겐과 비슷한 역할을 하기 때문에 50대 초반 여성들의 폐경기 초기 증상 및 갱년기 증상 완화에 도움을 준다.

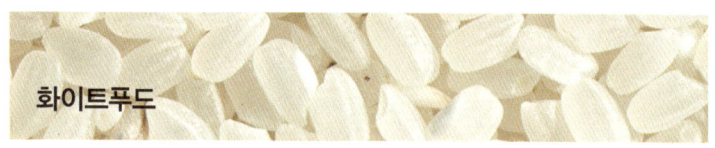

화이트푸드

  베이지색과 흰색 사이에 있는 음식으로는 배, 복숭아, 도라지, 인삼, 더덕, 마늘, 양파, 쌀 등이 있다. 흰색의 색소에는 안토크산틴이 있는데 유해물질을 배출시켜주고 산화작용을 억제시키며 항염작용을 한다. 배, 양파 등 껍질이 풍부한 과일과 채소들은 대체로 성질이 따뜻해서 기관지나 폐가 약한 사람들에게 좋은 재료가 된다. 배의 경우 혈액을 맑게 해주고 소화에 도움을 준다. 마늘의 매운맛 성분 중 하나인 '알리신'은 혈중 콜레스테롤을 낮춰 고혈압 및 동맥경화를 예방하는 데 도움을 주고, 양파에는 항바이러스 및 항박테리아 성분이 들어 있어 감염성 질환 예방에 좋고, 무는 비타민 C가 풍부하고 인터페론 성분이 들어 있어 식도암, 위암 예방에 효과가 있다. 그 외에 도라지, 인삼, 더덕 등은 기관지를 튼튼하게 하고 바이러스에 대한 저항력을 길러줘 감기 예방에 좋다. 배추, 무 등은 심혈관계 질환을 예방하고 노화방지에도 한몫을 한다.

항암 컬러푸드 혁명

캐나다 출신의 영양사인 베산토 멜리나가 저술한 『암의 예방과 정복을 위한 건강식이』에서는 다음과 같이 컬러푸드와 그

색깔	음식	효과
레드	토마토, 수박, 구아버	라이코펜: 항산화
오렌지	당근, 얌, 망고, 호박	베타카로틴 : 면역계
옐로우-오렌지	오렌지, 레몬, 파파야, 복숭아	비타민 C: 해로운 물질의 해독
그린	시금치, 케일, 콜라드	엽산: 세포건강 조성
그린-화이트	브로콜리, 방울양배추 싹, 양배추	인돌, 루테인: 발암인자 제거
화이트-그린	마늘, 양파, 쪽파, 아스파라거스	황화알릴: 암세포 파괴
블루	블루베리, 매실	안토시아닌 : 활성산소 제거
레드-퍼플	포도, 베리	레스베라트롤 : 에스트로겐 감소
브라운	통곡식, 콩류	섬유소 : 발암인자 제거

출처 : 멜리나, 2002

성분들의 이익에 대해 분류하고 기술하고 있다.

이 표는 이미 널리 알려져 있으며 컬러색소를 풍부히 가지고 있는 음식들이 구체적으로 어떤 성분에 의해 그 항암효능이 나타나는지에 대해 간략하면서도 명료하게 제시해주고 있다. 빨간색의 토마토에 들어 있는 라이코펜은 항산화 효능이 뛰어나며 특히 전립선암을 예방하는 데 도움을 준다. 주황색 호박에 들어 있는 베타카로틴은 암과 싸우는 대식세포와 자연살해 세포의 효능을 강화시킨다. 노란색 레몬에 풍부하게 들어 있는 비타민 C는 콜라겐의 합성을 도와줘 암의 전이를 방어하고 또 발암물질인 니트로소아민을 제거해서 위암 등의 발생률을 낮춘다. 초록색의 시금치에 들어 있는 엽산은 임신 중에 꼭 필요한 물질로 유방암, 췌장암 등에 대한 예방효능이 밝혀져 있다. 초록색의 브로콜리에 들어 있는 인돌과 하얀색의 양배추에 들어 있는 루테인 또한 항산화, 항염증 효과를 가지고 암의 발생을 줄인다. 하얀 마늘의 알싸한 맛의 주인공인 알리신은 고지혈증, 죽상동맥경화증을 개선시킬 뿐만 아니라 위암, 대장암의 발생율을 감소시킨다. 파란색의 블루베리에 들어 있는 안토시아닌은 시력을 개선시키고 치매를 예방할 뿐만 아니라 항산화, 세포사멸 유도를 통하여 항암효능을 지닌다. 보라색 포도에 들어 있는 레스베라트롤은 유전자의 변형을 막아주고 발암물질을 해독시키는 등 암세포의 증식을 억제하는 효과가 있다.

막연하게 몸에 좋을 것이라고만 알려졌던 컬러푸드에 특정 항암 성분들이 있고 또 이런 엄청난 효능이 있다는 사실이 정말로 놀랍지 않은가? 컬러를 내 몸에 가장 쉽게 적용할 수 있는 방법이 바로 먹는 것에서 시작하는 것이다. 즉 "색깔을 먹어서 치료하는 것"이다. 이제 그 다채로운 레인보우 색깔들의 항암효능과 그 이유에 대해 좀 더 구체적이고 자세하게 알아보는 색깔의 반란, 힐링 여행을 떠나보기로 하자.

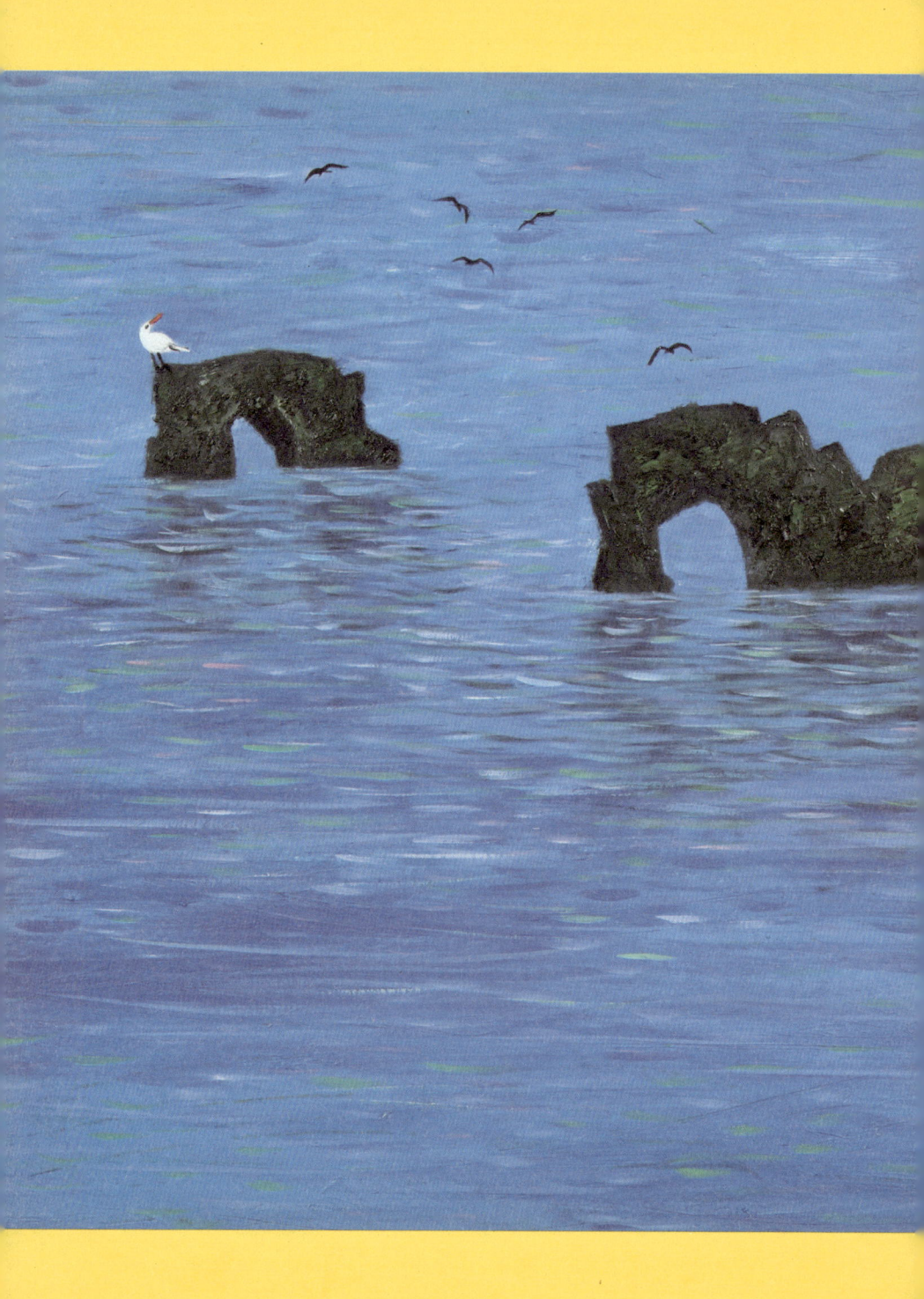

chapter 4

네 번째 색깔의 반란

항암
컬러 영양소

파랑은 의사소통 능력과 창의력과 분별력을 키워주며 감정의 초록색을 넘어 평화를 찾는 색이다.

항암 컬러푸드 안에 들어 있는 미량영양소(파이토케미칼)들은 세포 분화를 조절하고 염증성 생화학물질을 감소시키며, 암 신생혈관 생성을 억제하고, 세포자살 관련 유전자의 작용에 영향을 주는 다양한 경로를 통해 암의 성장을 막는다. 미량영양소가 '음식을 통한 유전자 치료법'으로 불리기까지 하는 이유가 바로 이것이다. 미량영양소는 대부분 식물의 색소성분이다.

채식을 중심으로 하는 폐암 환자와 유방암 환자들의 생존율이 더 높다는 것은 이미 여러 연구들을 통해 밝혀졌다.

배추, 무, 순무, 갓, 냉이, 브로콜리, 양배추, 케일, 청겨자 등 십자화과 채소는 항암 색소의 보물들이다. 브로콜리는 초록색 설포라판 색소성분을 함유하는데, 이는 특정 항암제와 유사한 기전을 통해 말기 유방암 세포의 성장을 차단한다. 또한 설포라판은 약물대사에서 발생된 독성물질을 몸밖으로 빼내는 것을 도와주는 효소를 활성화시키기도 한다. 따라서 브로콜리는 화학요법의 부작용을 극복하는 데 아주 매력적인 식품이다. 십자화과 채소들이 다량 함유하고 있는 하얀색의 인돌-3-카비놀 성분은 전이를 차단하고 에스트로겐 대사 방향을 바꿔 에스트로겐의 유방암을 촉진하는 능력을 감소시킨다.

베리류(장과류)의 파란색은 안토시아닌이라는 색소로부터 기인하는 항산화물질이다. 예를 들어 엘더베리에 있는 안토시아닌은 혈관세포로 가서 자유라디칼의 돌연변이 유도를 막는다. 장과류는 혈관내피성장인자 *VEGF*라는 단백질의 활동을 방해한다. 혈관내피성장인자는 종양이 새로운 혈관을 생성시키는 것을 돕는 물질이므로, 이를 억제하면 종양세포의 전이와 성장을 방해할 수 있다. 최근 혈관내피성장인자를 표적으로 한 약물인 아바스틴*Avastin*이 개발되었는데, 이와 같이 혈관내피성장인자를 억제하는 물질은 이미 자연의 음식물 자체에도 존재한다는 사실을 잊지 말도록 하자.

붉은 색소인 라이코펜은 토마토에 많이 들어 있는데 이는 항산화물질인 카로티노이드 성분의 일종이다. 라이코펜은 전립선암을 억제하는데, 한 임상연구에서 전립선 절제수술 대기 중인 환자들에게 매일 라이코펜 30mg(토마토 주스 한 잔에 해당하는 분량)이 함유된 토마토 농축액을 마시게 했더니 몇 주가 지난 후 토마토 농축액을 먹은 그룹 환자들은 토마토나 라이코펜 보충제를 따로 먹지 않은 환자들보다 암의 성장이 늦춰졌고 전립선 특이항원PSA 수치도 낮아졌다고 했다.

사과, 케일, 붉은 양파와 같은 밝은 색 과일과 채소에 함유된 하얀색의 퀘르세틴은 유방암 세포가 여러 항암제에 내성을 가지게 됐을 때 다시금 항암제 반응성을 높여주는 역할을 하는 것으로 나타났다. 퀘르세틴이 항암제를 암세포 바깥으로 빼주는 펌프 작용을 차단하여 암세포 내의 항암제 농도를 암세포에 치명적인 수준으로 유지하게 만드는 것이다.

하지만 채소를 통으로 먹는 대신 라이코펜, 설포라판, 퀘르세틴, 안토시아닌을 알약으로 된 보충제로 사다 먹으면 어떨까? 이들 미량영양소는 식물이 함유하는 매우 다양한 화학물질들 중 극히 일부에 불과하다는 것을 반드시 기억해두도록 하자! 식물 화학물질의 종류는 엄청나게 많으며, 그중 생리적 효능이 확실히 밝혀지는 것은 고사하고 존재가 확인된 것조차도 극소수에 불과하다. 즉 음식 자체가 중요한 것이다. 경우에 따라 보충식품을 먹어야 할 때도 있지만, 기본이 되는 것은 실제의 음식이다. 간단하게 알약이나 보충식품 하나만 먹어서 암을 예방할 수 있는 방법은 없다. 전체 식습관을 개선해야만 한다.

식품에서 분리해낸 단독물질이 아니라 그 물질을 함유한 식품 자체가 중요하며 통곡식, 녹차, 색색의 채소를 함께 어우러 내어 섭취하는 총체적인 식단이 필요하다.

이 장에서는 우선적으로 대표적인 항암 컬러푸드 및 그 대표적 색깔성분에 대해 알아가 보도록 하자.

빨간색의 반란

토마토와 라이코펜

빨간색 푸드의 대명사는 뭐니 뭐니 해도 뜨거운 태양 아래의 잘 익은 토마토이다. 토마토는 야채와 과일의 특성을 동시에 갖춘 알칼리성 식품이다. 토마토는 몸의 산화와 스트레스 및 암의 발생을 감소시킨다[1].

실제로 토마토를 많이 섭취하는 지중해 지역, 특히 남부 이탈리아와 그리스 지역의 사람들은 유럽의 다른 지역에 비해 심혈관계 질환과 전립선암 등 식습관과 연관된 암의 발생률이 현

---

[1] 바수 등, 2007

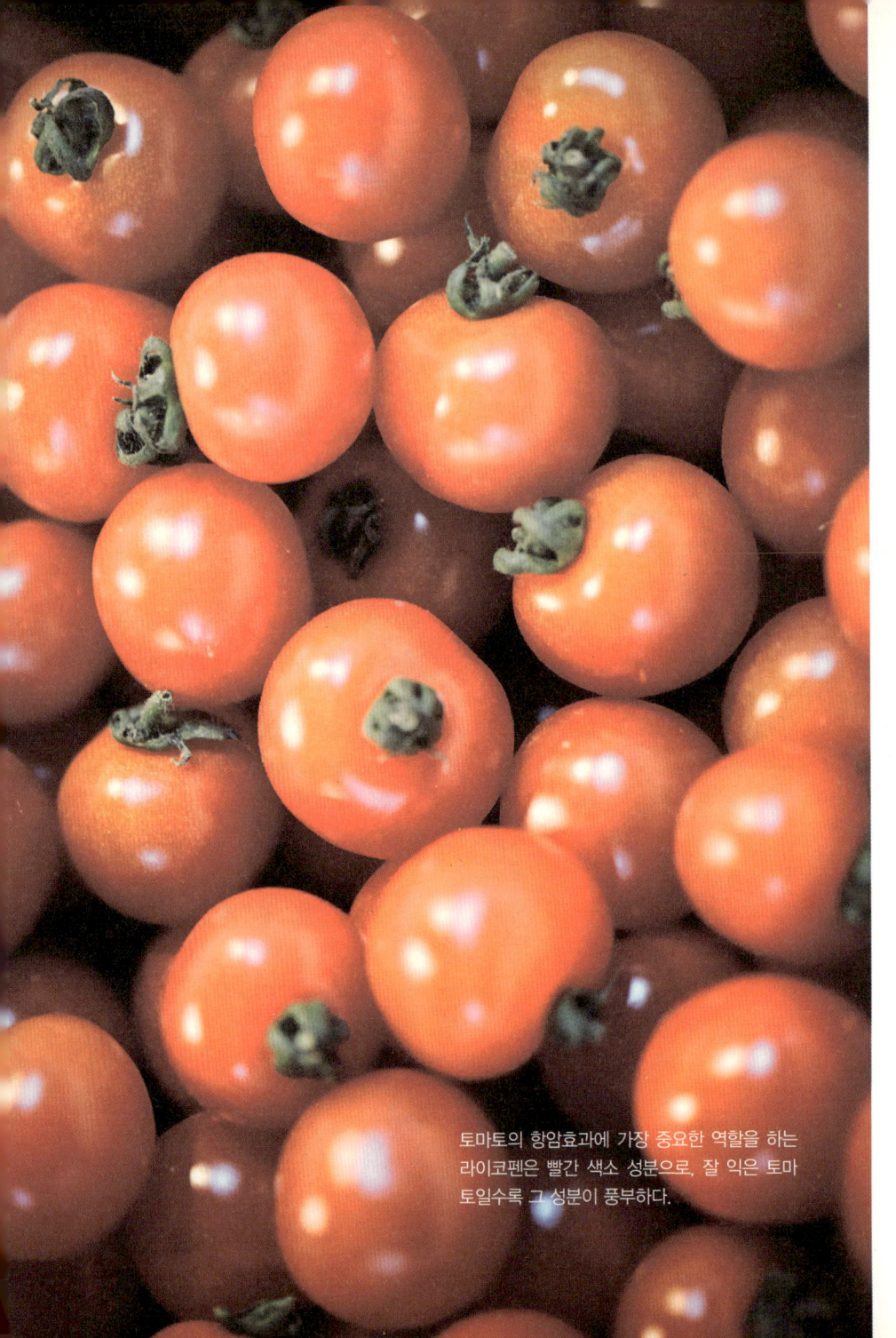

토마토의 항암효과에 가장 중요한 역할을 하는 라이코펜은 빨간 색소 성분으로, 잘 익은 토마토일수록 그 성분이 풍부하다.

저하게 낮다는 보고가 있다[2]. 토마토의 항암효과에 가장 중요한 역할을 하는 라이코펜은 빨간 색소 성분으로, 잘 익은 토마토일수록 그 성분이 풍부하다. 식품 내의 라이코펜 함량은 토마토 페이스트에 가장 많은데 보통 100g당 55.5mg이 들어 있다. 토마토 소스 및 토마토 케첩, 토마토 퓨레, 스파게티 소스, 토마토 주스, 토마토 순으로 함량이 높다. 이는 라이코펜이 토마토를 조리하는 과정에서 더 많이 생성된다는 사실과도 관련이 있다. 라이코펜은 활성산소를 제거하는 능력이 뛰어난데, 카로티노이드 성분 중 산화방지와 발암 억제 효과로 잘 알려진 베타카로틴에 비해서도 훨씬 더 뛰어나다. 라이코펜을 함유하고 있는 기타 다른 음식으로는 수박, 살구, 구아버 열매 등이 있다.

라이코펜은 식물과 미생물에 의해 합성된 천연색소로, 항산화제로서 레티놀로 변환될 수도 있다. 라이코펜은 암 성장 억제, 세포주기 조절 단백질의 조정에 의한 분화 유도, 인슐린 유사 성장인자-1 *IGF-1*[3] 혹은 혈관내피 성장인자 *VEGF* 수치 저하[4],

---

2 보흠 등, 2012
3 보스쿠일, 2008
4 그레인거, 2008

산화적 DNA 손상의 예방 그리고 발암물질 대사 효소 상승[5] 등의 기전을 통해 암을 예방한다고 알려져 있다. 동물실험에서 라이코펜은 전립선암에 있어서 항암제인 도세탁셀의 항암효과를 향상시키기도 했다[6].

적은 양의 토마토 소스 섭취가 전립선암의 발병률을 낮추었다는 보고도 있다[7]. 또 라이코펜이 양성 전립선 비대증을 가진 환자들에게서 질병의 진행을 억제한다는 결과도 보고되었다[8]. 40명의 참가자들은 전립선 특이항원 PSA 수치 상승 및 전립선 비대 진단 후 6개월 동안 매일 15mg의 라이코펜 또는 위약을 투여받았다. 시험군에서는 전립선 특이항원 수치가 감소되었지만 위약군에서는 감소되지 않았고 오히려 전립선의 크기 증대가 나타났다[9]. 라이코펜 섭취는 또 폐암, 위암, 호르몬 수용체 양성 유방암에서는 도움이 된다는 결과를 보였지만, 자궁내막암과의 연관성은 아직까지는 발견되지 않았다[10].

....

5 쿠쿡, 2001
6 탕 등, 2011
7 지오반누시, 2007
8 슈와즈, 2008
9 반, 2008
10 펠루치, 2008

☞ **주의사항**

라이코펜이 함유된 과일이나 야채를 과다 섭취 시 피부변색이 될 수 있다. 특히 알코올과 함께 과다 섭취할 경우 CYP P450 2E1 효소 발현이 유도된다는 보고가 있다.

주황색의
반란

호박과 베타카로틴

잘 익은 호박을 쩍하니 벌려보면 주황색의 속살이 여실히 드러난다. 호박의 주성분은 단백질과 당질로서, 단백질은 필수아미노산인 메티오닌 등을 많이 함유하고 있는 양질의 단백질이고 당분은 소화가 잘되어 회복기에 있는 환자나 위가 약한 사람에게 좋다. 호박에는 또한 카로틴 형태로 들어 있는 비타민 A를 비롯한 비타민 B1, B2, C 등의 비타민군과 단백질, 지방, 칼슘, 철분, 식물성 섬유인 펙틴 등이 들어 있다. 특히 질이 매우 우수한 불포화 지방산인 리놀레산(오메가 3)이 풍부하여 혈액 내의 콜레스테롤 수치를 낮추어 주고 혈액순환이 잘되도록 도와준다. 호박의 비타민 A는 부종을 개선시켜주고 식물성 섬유

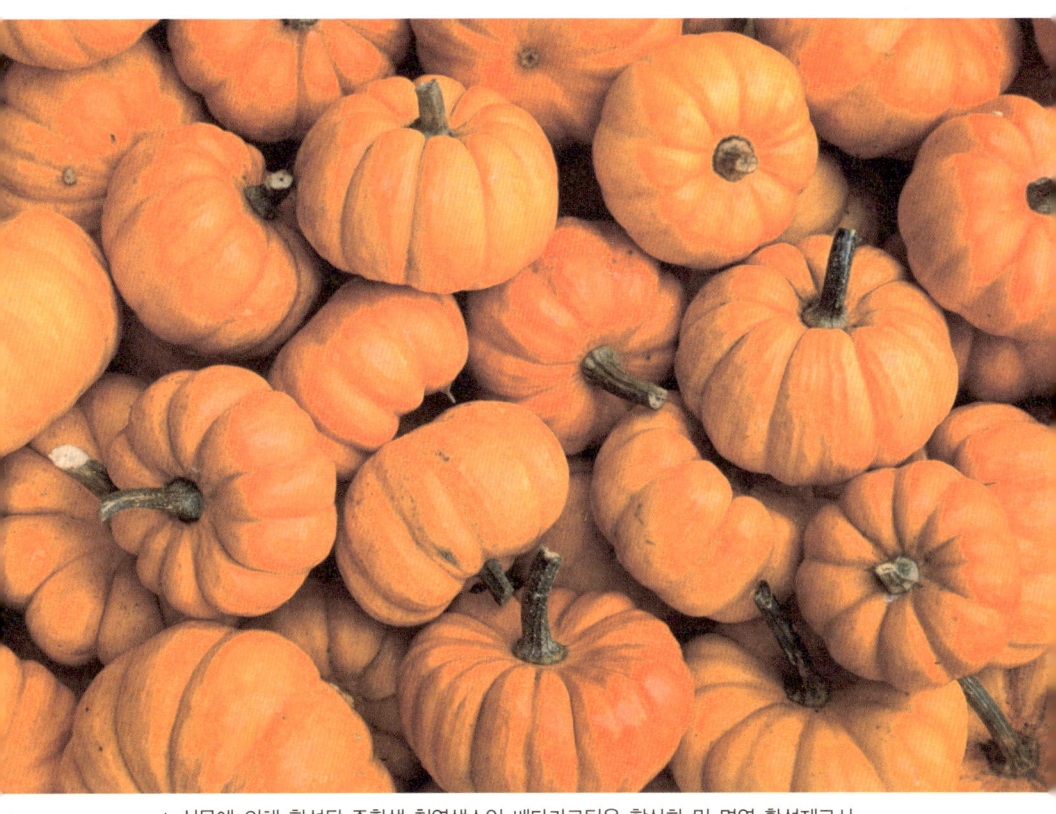

▲ 식물에 의해 합성된 주황색 천연색소인 베타카로틴은 항산화 및 면역 활성제로서 암, 후천성면역결핍증, 심장질환과 백반증을 예방하거나 치료하기 위해 사용된다.

인 펙틴은 장운동을 개선시켜 배설을 촉진한다. 호박에 들어 있는 프로테아제, 트립신 저해물질의 작용은 장관 내에서 발암물질과 바이러스가 활성화되는 것을 막아준다. 호박에는 체내에서 유용한 역할을 하는 카로티노이드가 풍부하게 들어 있는데, 이 물질은 호박이 햇빛의 직사광선으로부터 자신을 보호하는 과정에서 만들어지며 훌륭한 항암효능을 지닌다.

식물에 의해 합성된 주황색 천연색소인 베타카로틴은 항산화 및 면역 활성제로서 암, 후천성면역결핍증, 심장질환과 백반증을 예방하거나 치료하기 위해 사용된다. 베타카로틴, 알파카로틴 및 베타 크립토잔틴은 함께 레티놀로 변환될 수 있으며, 프로비타민 A 카로티노이드로 분류되기는 하지만 베타카로틴 보충제가 전체 비타민 A의 혈중농도를 높이거나 비타민 A 독성을 유발시키지는 않는다. 베타카로틴은 오렌지, 살구, 멜론, 파파야, 호박, 당근, 고구마, 잎이 많은 채소, 브로콜리 등에 다량 함유되어 있다. 이는 항암물질인 글루타티온의 생산을 유도하고 또 대식세포의 기능과 자연살해세포의 항암효능을 증진시킬 수 있고 면역세포인 T-헬퍼 림프구수를 증가시킬 수 있다. 충분한 양의 베타카로틴 섭취는 자궁경부암, 요로상피세포암종의 위험을 감소시키기도 한다[11].

☞ 주의사항

흡연 또는 음주자에 있어서의 베타카로틴 섭취는 오히려 폐암의 위험을 더 증가시킬 수 있다[12]. 또 술은 베타카로틴의 비타민 A로의 전환을 막고 심지어 간독성을 유발시킬 수도 있다[13].

11 고스 등 2008, 로스 등, 2012
12 사티아 등, 2009, 메이어 등, 2008
13 레오 등, 1999

노란색의
반란

알로에와 비타민 C

알로에를 자르면 속에서 투명한 노란색을 띈 끈적한 알로에 젤이 나온다. 알로에는 화상 등의 외용약에서 변비약에 이르기까지 그 효능이 무척 광범위하기 때문에 일명 '약 선인장'이라고 불리기도 한다. 알로에는 60여 종 이상의 다양한 성분들을 가지고 있다. 알로에의 성분 중에서 알로인, 이모딘 등은 위벽을 자극해서 위액의 분비를 촉진시켜 위의 활동을 활발하게 한다. 또한 알로에를 자르면 점액이 나오는데, 그 점액에는 알로에젤이라는 성분이 들어 있다. 알로에젤은 궤양의 치료에 효과가 있으며 혈액응고 작용이 있어서 위벽의 출혈을 멎게 한다. 알로에의 젤라틴질이라는 점액질은 체질을 중화시켜 약알칼리

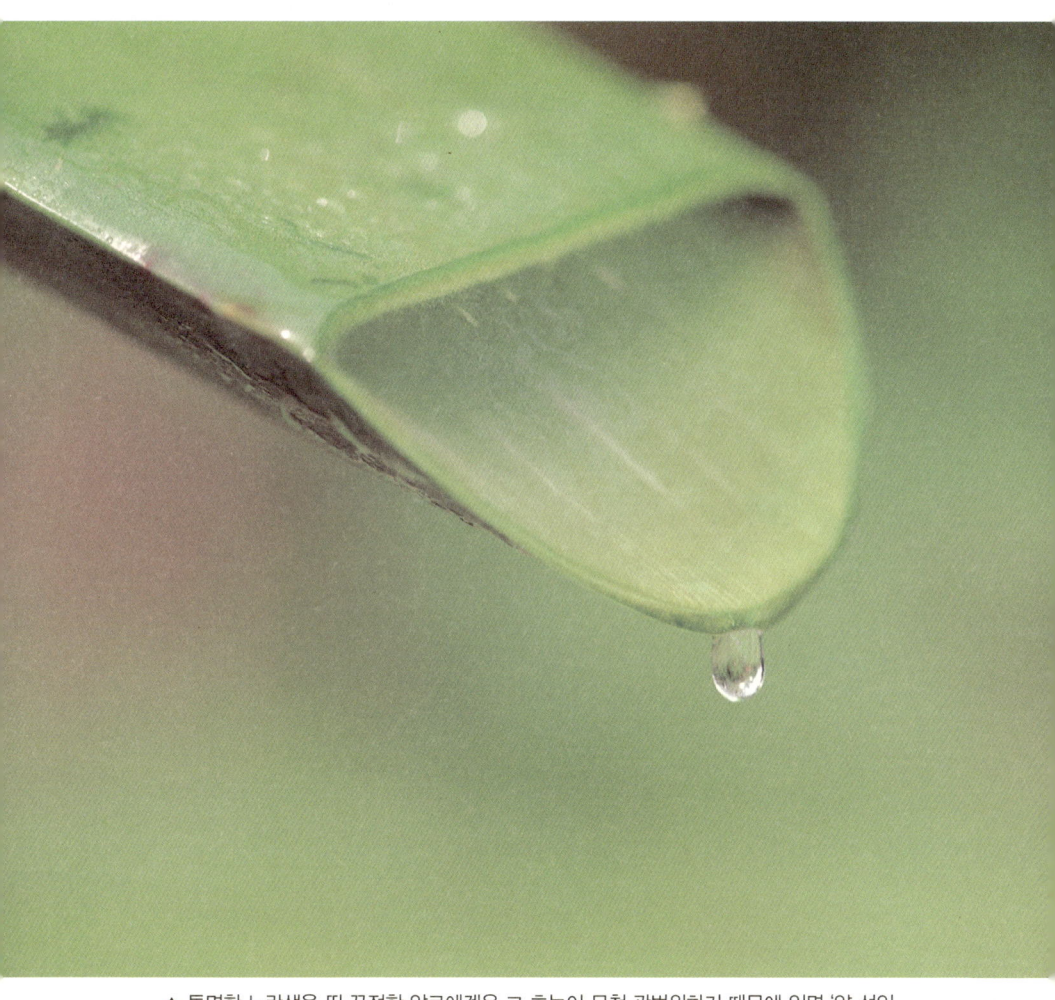
▲ 투명한 노란색을 띈 끈적한 알로에겔은 그 효능이 무척 광범위하기 때문에 일명 '약 선인장'이라고 불리기도 하며 산화 스트레스를 감소시킴으로써 암 예방의 효과를 가진다.

성으로 만들어 주는 역할을 한다.

알로에의 항암효과는 이모딘, 알로인 A, 비타민 C 등의 함유성분들에 의해 이뤄진다. 특히 이모딘은 암세포의 유전자가 복제되는 과정을 억제하여 암세포의 증식을 막아준다. 또 최근 국내 연구진에 의해 이모딘이 암세포의 성장 및 전이에 관계되는 신생혈관의 생성을 억제함으로써 항암효과를 나타낸다는 사실이 밝혀지기도 했다.

피부에 바르도록 되어 있는 알로에 베라는 방사선 치료를 받는 동안과 받은 후에 나타나는 피부 반응을 줄이는 데에 매우 효과가 좋다[14]. 알로에를 항암치료 중에 사용하게 되면 구내염을 예방할 수 있고[15] 또 전이성 암종을 가진 환자들에게도 삶의 질 개선에 도움을 줄 수 있다[16].

노란색의 비타민 C는 '아스코빅 산'으로도 널리 알려져 있으며 감귤류, 산딸기류, 레몬, 장과류, 알로에 등 많은 신선한 과일과 채소에서 발견되는 수용성 비타민이다. 이는 콜라겐, 카테콜라민과 카르니틴, 펩타이드 합성 등의 생리적 기능에 필수적이다. 아스코빅 산은 인간의 몸 안에서 합성되지 않고 또 콜

---

[14] 올슨 등, 2001
[15] 워팅톤 등, 2011
[16] 리소니 등, 2009

라겐의 형성과 합성에 필수적이므로 만일 부족할 경우 괴혈병의 원인이 된다. 아스코빅 산이 들어간 음식들은 섭취하면 감기와 독감에 대한 예방, 면역 보호와 상처 치유, 심혈관 건강, 암 예방 등의 효과를 기대할 수 있다.

비타민 C는 산화 스트레스를 감소시킴으로써 암 예방의 효능을 가진다[17]. 고농도의 비타민 C는 음식물 중 발암물질인 니트로소아민에 대한 방어효과 때문에 위장관 암 발생을 감소시킨다[18]. 이는 또한 자궁경부암의 위험도 낮추었으나[19], 다른 암에 대해서는 아직 근거가 명확하지 않다.

대체의학에서는 비타민 C의 콜라겐 합성능력이 악성종양의 침윤성을 억제한다는 가설에 근거하여 고농도의 비타민 C를 암치료에 오랫동안 사용해 왔다[20]. 하지만 비타민 C를 날마다 10g씩 복용한 진행성 암 환자에 대해 진행된 무작위배정 위약 대조군 연구에서는 그 항암효과는 입증되지 못했다[21]. 이는 비타민 C를 경구투여해서는 항암효과를 내기 위해 필요한 혈중 농도에 도달할 수 없다는 약동학적 이유로 설명된다. 정맥주사

---

17 뮬랄리크리스난, 2010
18 로 등, 2011
19 김 등, 2010
20 파다야티 등, 2010
21 크레아간 등, 1979, 모에텔 등, 1985

를 통해 혈중 농도를 더 높일 경우 비타민 C는 암에 대한 선택적인 세포독성 효과를 보여준다[22]. 1.5g/kg/day까지의 고농도의 비타민 C 정맥주사는 말기 암 환자의 삶의 질을 증진할 수도 있으며[23] 난소암 환자들에게서 항암화학요법과 관련된 부작용을 줄여주었다[24]. 한 임상연구에서는 비타민 C가 적어도 파클리탁셀과 카보플라틴의 치료효과를 감소시키지는 않는다는 결과가 나왔다[25].

> **주의사항**
>
> 경구용 고용량 비타민 C 섭취는 직접적 암 치료에 큰 도움이 안 되며, 고용량 정맥주사에 대한 연구가 진행 중이다. 신장 결석의 기왕력, 신기능 부전, 혈색소증을 가진 환자들 또는 항암화학요법을 진행중인 환자들은 비타민 C 보충제를 사용하기 전에 반드시 의사와 상의해야만 한다. 비타민 C는 보테조미브 등 일부 항암제의 효능을 감소시키기도 했으며[26], 또한 활성산소의 생산을 필요로 하는 방사선 요법의 작용을 방해하기도 했다[27].

22 천 등, 2005
23 예음 등, 2007
24 마 등, 2014
25 패택크 등, 2005
26 헤네이 등, 2008
27 라웬다 등, 2008

초록색의 반란

브로콜리와 인돌

초록색 하면 항암 슈퍼푸드인 브로콜리가 떠오른다. 브로콜리는 다양한 성인병의 예방에 효능이 좋은 것으로 알려졌을 뿐만 아니라 미국 국립암연구소에서 선정한 최고의 암 예방식품 중 하나로 꼽히면서 더욱 많은 사랑을 받는 식품이다. 최근 역학조사에 의하면 브로콜리를 포함한 십자화과 채소를 꾸준히 섭취한 사람들의 경우에는 암의 발생률이 낮았고 특히 서양화된 식생활로 인해 늘어나는 전립선암과 대장암을 예방하는 데 큰 효과를 나타냈다. 십자화과 식물에 존재하는 미로시나아제라는 효소는 조직이 파괴되면서 활성화되어 설포라판이라는 항암물질이 된다.

브로콜리는 5분 정도 쪄서 먹는 것이 항암효과를 극대화한다고 알려졌다. 이는 미로시나아제의 파괴를 최소화하기 때문이다. 브로콜리를 전자레인지에 데우거나 끓는 물에 1분 이상 가열하는 것은 이 효소를 대부분 파괴한다. 브로콜리의 섭취는 헬리코박터 파이로리균에 의해 유도되는 위염을 개선하고[28] 산화로 유발되는 상기도 질환을 예방하며[29] 산화에 의한 DNA 손상을 방지하는[30] 등의 효과를 가진다. 임상연구 결과들은 브로콜리에 포함된 주요 항암성분인 인돌이 암의 전단계인 자궁경부 이형성증[31]과 외음부 상피내신생물[32]의 치료에 효과적이라는 사실을 보여준다.

초록색의 인돌-3-카비놀 *I3C*은 브로콜리, 양배추, 콜리플라워 등의 십자화과 채소에서 쉽게 발견되는 물질이다. 이들이 포함된 야채 위주의 식단은 동물 실험에서 암의 성장을 지연시키는 효능을 가진 것으로 나타났다. 또한 몇몇 연구에서는 인돌이 암 세포주에서 세포주기 정지 및 세포자멸사를 일으킬 수 있고 항혈관형성 활성을 가지고 있으며, 생쥐에서 담배흡연으

---

28 문 등, 2010
29 리에들 등, 2009
30 호엘즐 등, 2008
31 벨 등, 2000
32 나이크 등, 2006

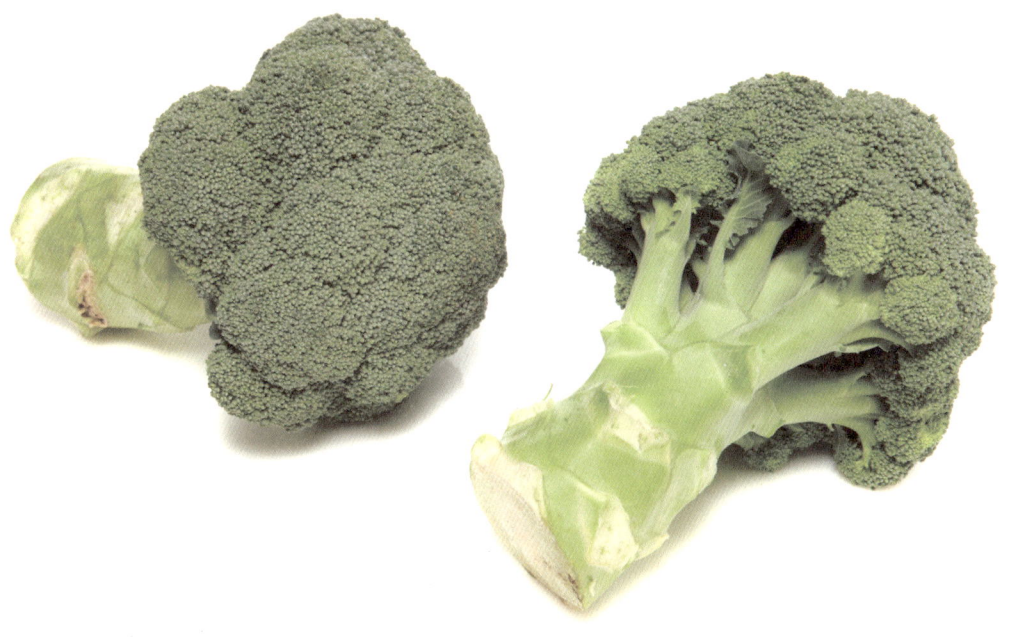

▲ 브로콜리는 많은 성인병의 예방에 효능이 좋은 것으로 알려졌을 뿐만 아니라 미국 국립암연구소에서 선정한 최고의 암 예방식품 중 하나로 꼽히면서 더욱 많은 사랑을 받는 식품이다.

로 유발된 폐 선암을 억제하는 효능이 입증되었다. 또 인돌은 췌장암에 사용되는 항암제인 젬시타빈의 효과를 증진시키고 췌장암 세포의 성장을 종양억제 유전자 p16INK4a의 활성화를 통해 감소시켰다[33].

 인돌은 또한 유방암의 에스트로겐 수용체 조절 효과를 통해 유방암에 대한 화학적 예방 인자로서의 잠재적 가치를 가지고 있고[34] 금속기질분해효소 *MMP-2* 발현을 억제하고 세포외 신호 조절 키나아제 *ERK/SP1*의 매개 유전자 전사를 차단함으로써 유방암 세포의 이동과 침윤을 줄일 수 있는 것으로 나타났다[35]. 즉 에스트로겐 수용체에 간섭함으로써 에스트로겐의 활동을 방해하는 것을 보여주고 있는데 이것은 유방암이나 자궁내막암 등 에스트로겐에 민감한 암을 예방 또는 치료하는 데 인돌이 유용하다는 것을 시사하고 있다. 인돌은 또한 세포실험에서 다발성 골수종에 사용되는 항암제인 보테조미브와 함께 사용할 경우 그 효과를 더욱 높이는 것으로 나타났다[36].

 인돌은 임상연구에서도 에스트로겐 수용체에 민감한 유방암과 자궁경부암의 위험을 감소시킬 수 있는 것으로 나타났다. 피임약이나 호르몬 대체요법을 받지 않은 폐경 후 여성(49명)과 폐경 전 여성(47명)을 대상으로 한 무작위배정 임상연구에서 인

....

33 왕 등, 2011
34 웡 등, 1997
35 헝 등, 2009
36 테일러 등, 2012

돌을 포함하는 보충제를 복용한 군은 유방암 및 에스트로겐 관련 암에 대한 위험을 줄일 수 있었다[37].

> **주의사항**
>
> 인돌은 CYP 1A2 발현을 유도하고 이 효소에 의해 대사 약물의 혈중 농도를 감소시킬 수 있다. 또 일부 환자에게 피부발진을 유발시켰다는 보고가 있다.

신선초와 엽산

신선초 또한 초록색 녹즙에 결코 빠져서는 안될 재료이다. 신선초는 잎줄기를 따 내면 다음날 새순이 나올 정도로 생육이 왕성해서 '명일엽明日葉'이라고도 불린다. 이는 '천사가 인류에게 가져다준 유용한 식물'이라는 학명이 붙을 만큼 몸에 좋은 약초로 알려져 있다. 신선초에는 게르마늄, 비타민 B12, 엽록소 등이 풍부히 들어 있고 또 각종 무기물과 비타민 C 등이 다량 들어 있다. 신선초는 혈액을 정화하고 세포를 활성화시키

---

[37] 브래들로우 등, 1994

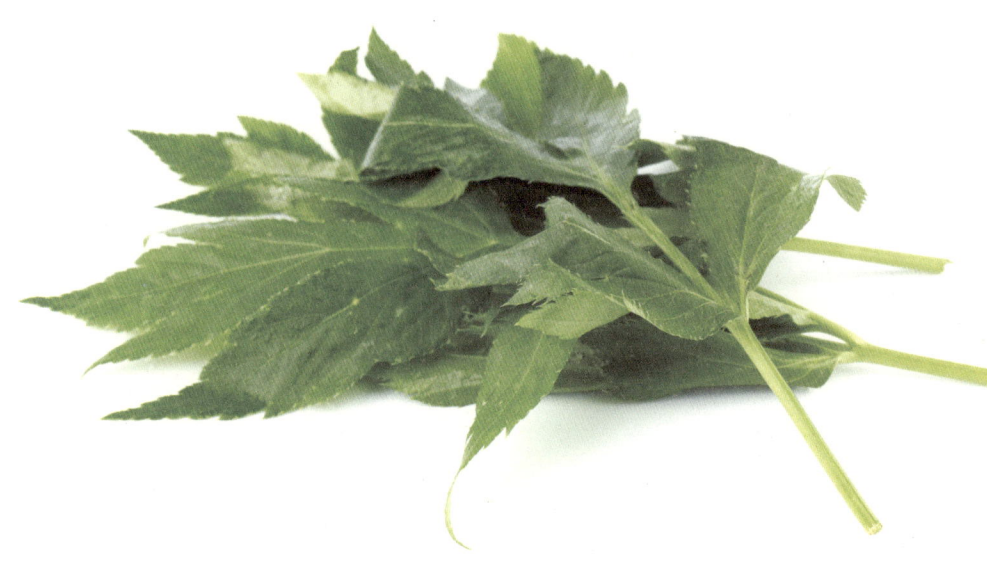

▲ 신선초의 천연 엽산은 암이 되기 전 단계에서 암을 예방하고 또 유방암, 췌장암, 결장암의 위험을 줄이기도 한다.

며, 동시에 체내에서 암세포 증식을 중단시키는 인터페론의 역할을 활성화시키는 효능으로 주목받고 있다. 또 간 기능의 저하 및 위장병, 고혈압, 동맥경화증 등의 생활습관병 전반에 걸쳐 예방 효과가 있다. 신선초의 줄기를 꺾으면 나오는 노란 즙에 들어 있는 플라보노이드 배당체인 칼콘, 쿠마린 성분은 암을 억제하는 효능이 있는 것으로 알려져 있다. 신선초는 50℃

이상의 뜨거운 물로 조리할 경우, 주요 성분인 비타민 B군과 C 등이 파괴될 뿐만 아니라 함유된 효소들이 비활성화되므로 신선한 상태로 섭취하는 것을 추천한다.

신선초에서 또한 주목해야 할 성분이 바로 초록색의 엽산(비타민 B9)이다. 엽산 Folate은 비타민 B 복합체 중 수용성 비타민에 해당된다. 천연 엽산은 초록잎 야채들에서 자연적으로 구할 수 있고 합성 엽산 또한 보충제의 형태로서 손쉽게 이용할 수 있다. 엽산이 포함된 음식으로는 간, 방울양배추, 감자, 시금치, 병아리콩, 맥주효모, 시리얼과 빵 등이 있다. 천연 엽산은 퓨린, 피리미딘, 글리신, 메티오닌의 합성과 관련이 있기 때문에 DNA 합성에 있어서 중요한 역할을 하고 또 골수의 증식능력을 강화시킬 수도 있다. 엽산은 신경관 결손의 위험을 줄여준다고 알려져 있으며 임신 중에 꼭 필요한 성분이다. 임신 중 합성 엽산 보충제를 섭취한 여성에서 자녀의 수모세포종 medulloblastoma의 발생위험율은 거의 50% 이상 감소되었다[38].

임산부뿐만 아니라 엽산은 모두에게 도움이 된다. 어린이들에게 엽산의 섭취는 윌름스 종양 등의 소아암의 발병률을 감소

---

[38] 부닌 등, 2006

시키며[39] 또한 건강한 남성 정자의 염색체 이상을 줄일 수 있는 효과도 있는 것으로 알려졌다.

소량의 엽산 섭취는 암이 되기 전 단계에서 암을 예방하고, 충분한 양의 엽산 섭취는 유방암, 췌장암, 결장암의 위험을 줄인다. 식품을 통한 천연 엽산의 충분한 섭취는 여성들의 유방암의 위험을 감소시키는 것으로 나타났으며[40], 또한 백혈병 등에 대한 항암치료약물인 메토트렉사트 *methotrexate*의 부작용을 감소시키고[41] 결장암[42]과 흑색종[43]의 위험을 감소시킨다는 결과도 이미 보고되어 있다.

> ☞ **주의사항**
>
> 악성 빈혈을 가진 환자가 합성 엽산을 복용할 경우 거대적아구성빈혈 진단을 놓칠 수 있으므로 반드시 의료인과 상의해야만 한다. 경구피임약 등의 에스트로겐 함유 물질은 엽산의 혈중 농도를 감소시킬 수 있다.

---

[39] 리나베리 등, 2012
[40] 스러브솔 등, 2001
[41] 그리피스 등, 2000
[42] 지오바누시 등, 1998
[43] 친 등, 2013

녹차와 카데킨

말 그대로 초록색 차인 녹차는 이미 그 항암효능이 널리 알려져 있다. 녹차는 아시아에서 가장 사랑받는 음료로 최근에는 고지혈증, 고혈압, 동맥경화 및 암 등을 예방하는 효과가 있는 것으로 널리 알려졌다. 녹차의 성질은 약간 차고 맛은 쓰면서 달고 독성은 없다. 녹차에는 특히 비타민 C가 풍부하게 함유되어 있으며 비타민 A, B_2도 많이 들어 있다. 특수 성분으로는 카페인과 탄닌을 함유하고 있는데, 탄닌은 세포의 돌연변이를 막아주고 강력한 발암 물질인 니트로소아민, 아플라톡신 등의 생성을 억제시켜 암을 예방 및 치료하는 데 효과가 있는 물질로 알려져 있다. 또한 녹차에는 폴리페놀과 같은 항산화물질이 풍부하게 함유되어 있으며 각종 만성적 질환이나 심장병, 노화 등을 방지하는 효과도 있다. 최근의 연구에서는 녹차가 정상인의 기억력을 향상시키는 효능이 있다고 보고하였다[44].

녹차는 또 자외선에 의한 암 발생을 억제하였고 발암물질로 유발된 쥐의 위암과 식도암을 감소시켰다. 녹차의 암 예방효과는 상당히 긍정적으로 평가되며, 그 항암효능은 산화손상을 회

---

[44] 스미츠 등, 2014

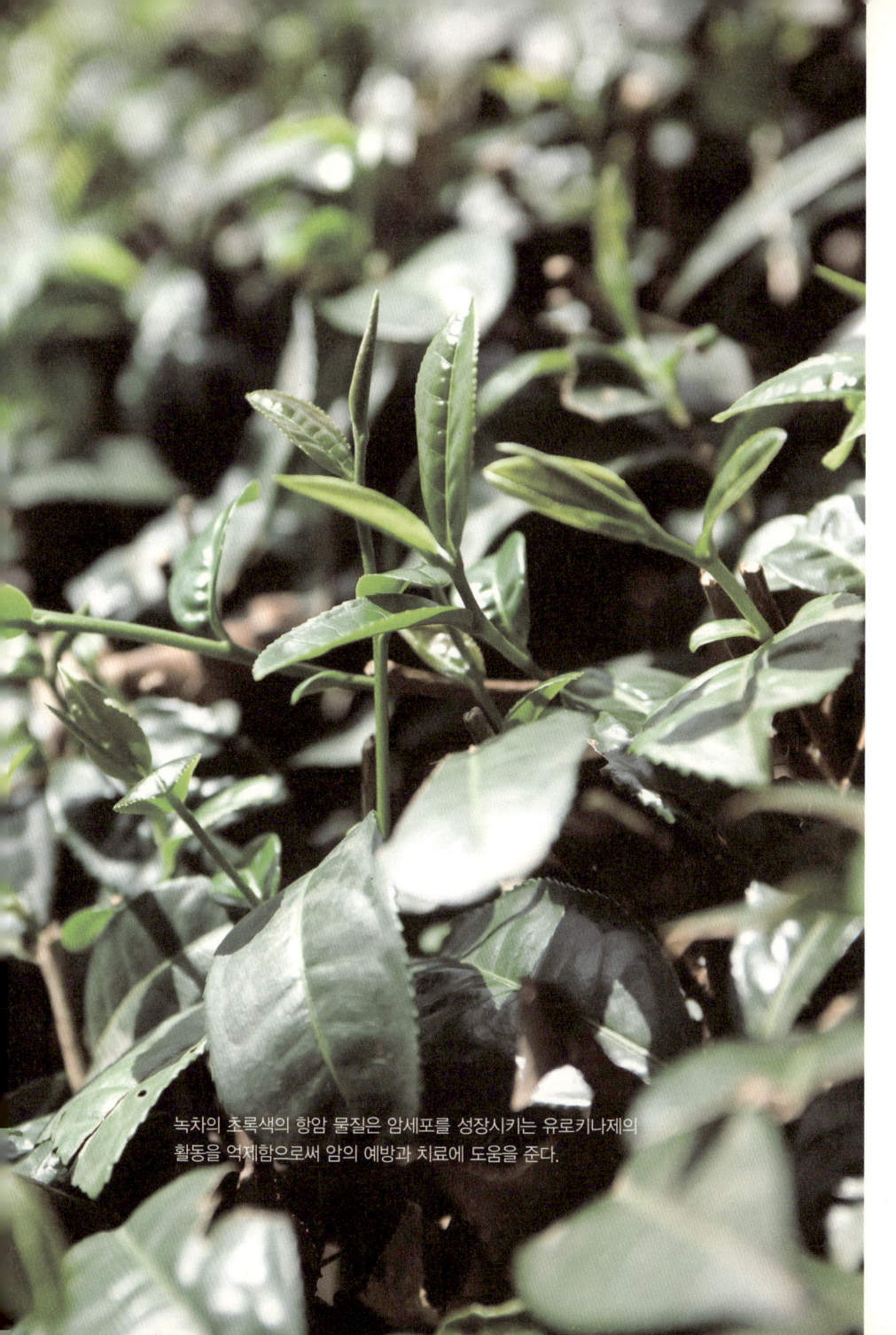

녹차의 초록색의 항암 물질은 암세포를 성장시키는 유로키나제의 활동을 억제함으로써 암의 예방과 치료에 도움을 준다.

복하는 것과도 관련이 있다[45]. 녹차에 함유된 폴리페놀의 40%를 차지하는 초록색의 에피갈로카테킨갈라트 EGCG 라는 항암물질은 암세포를 성장시키는 유로키나제의 활동을 억제함으로써 암의 예방과 치료에 도움을 준다는 사실이 밝혀졌다. 녹차의 항암효능은 바로 이 카테킨과 관련이 있는데 이는 세포사멸 및 신생혈관형성 억제를 유발한다[46]. 한 인간 결장암 세포주에 대한 연구에서는 카테킨이 암 진행 단백질 중 토포이소머레이즈 II가 아닌 토포이소머레이즈 I을 억제한다고 보고하였다[47]. 카테킨은 백혈병 세포의 신생혈관 형성인자를 억제하였고[48] 또 만성 림프성 백혈병 환자에 대한 임상연구에서도 그 항암효능이 입증되었다[49]. 카테킨은 여성에 있어서의 결장직장암과 위암을 감소시킬 수 있다는 연구가 있었으나[50] 아직 메타분석 연구에서는 이를 입증하지 못했다[51].

[45] 수 등, 2002, 피스터스 등, 2001
[46] 토세티 등, 2002
[47] 버거 등, 2001
[48] 리 등, 2004
[49] 사나펠트 등, 2013
[50] 네추타 등, 2012
[51] 명 등, 2009

☞ **주의사항**

임신부나 모유를 수유하는 여성은 카페인 때문에 녹차의 섭취를 제한해야 한다. 위궤양 환자 또한 위산분비를 촉진할 수 있으므로 녹차 섭취를 피하는 것이 좋다. 녹차는 다발성골수종 치료 표적항암제인 보테조미브의 효능을 감소시킬 수 있다[52]. 또 여성호르몬인 에스트로겐 수용체 차단 유방암 항암제인 타목시펜의 활성을 증진시킬 수도 있고[53], 폐암에 대한 항암제인 이리노테칸의 반감기를 늘려 독성을 높일 수도 있다[54].

---

[52] 골딘 등, 2009
[53] 신 등, 2009
[54] 린 등, 2008

하얀색의 반란

양배추와 루테인

   위장질환 환자들이 즐겨 찾는 양배추의 신선한 즙은 말 그대로 하얀색의 향연을 펼친다. 양배추는 서양에서 3대 장수식품 중 하나로 꼽힐 만큼 영양가 있는 채소로 주목받고 있으며 무엇보다 최근 그 항암효능을 인정받고 있다. 대체로 11~12월, 3~4월에 수확하는 양배추가 당질함량이 높다. 또한 비타민 A, B, C군의 함량이 높으며 무기질 중 칼슘, 인, 철분이 풍부할 뿐 아니라 섬유소도 많이 함유되어 있다. 양배추의 푸른 겉잎에는 항암 물질로 알려진 카로티노이드와 엽록소가 풍부하게 들어 있기 때문에 녹즙 재료로 종종 이용되기도 한다. 또 호박산, 구연산, 사과산 등의 각종 유기산 성분과 효소가 많이 들

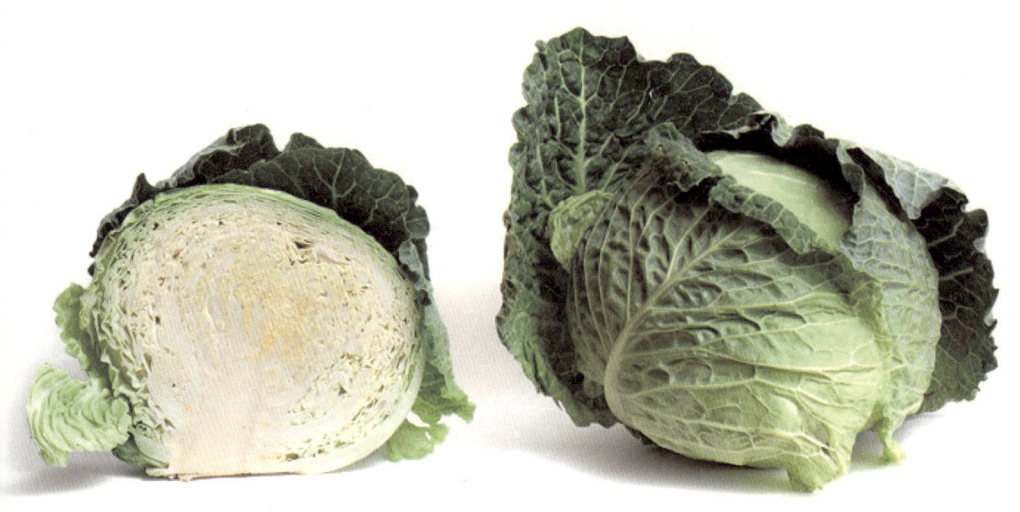

▲ 양배추에는 항산화, 항암효능이 뛰어난 루테인 성분이 많이 들어 있으며 노화와 관련된 눈의 퇴화, 심혈관 질환, 피부 노화 등을 방지하는 데 좋은 효능을 가진다.

어 있어 소화를 촉진시키고 각종 유해물질을 없애 주며 혈액을 깨끗하게 하여 몸의 저항력을 높일 뿐만 아니라 장의 이상 발효를 억제하는 효능이 있어 결장암을 예방하는 데 효과적인 식품이다.

양배추에는 또한 항산화, 항암효능이 뛰어난 루테인 성분이 충분히 들어 있다. 식물과 미생물에 의해서 합성된 하얀색 천연 색소인 루테인은 케일, 시금치, 겨울호박, 십자화과 채소,

양배추, 망고, 파파야, 복숭아, 오렌지 등에 많이 함유되어 있고, 노화와 관련된 눈의 퇴화, 심혈관 질환, 피부 노화 등을 방지하는데 좋은 효능을 가진다. 이는 루테인의 항산화[55], 항염증[56] 효능에 기인한 것으로 보인다. 역학 연구에서는 루테인을 많이 섭취할수록 죽상동맥경화증[57]과 백내장[58]이 감소됨을 밝혔고, 체계적 고찰과 메타 분석 연구에서는 루테인의 시력감퇴 예방효능에 대해 긍정적인 결론을 얻었다[59].

루테인의 항암효능에 대해서도 널리 알려져 있는데, 루테인 섭취를 많이 할수록 대장암, 신장암, 비침윤성 요로상피세포암의 위험도는 더 줄어드는 것으로 나타났다. 856명의 새롭게 요로암을 진단받은 환자에 있어서 혈중 루테인 수치의 상승은 비침윤성 암의 위험도 저하와 관련이 있었다[60]. 최근의 메타 분석 결과는 식이 루테인이 직장암의 위험도를 낮춘다는 사실을 보여줬다[61]. 식이 루테인 섭취와 자궁경부암의 위험에 대한 결

---

[55] 신두 등, 2013
[56] 오 등, 2013
[57] 드위어 등, 2001
[58] 크리스텐 등, 2008
[59] 조 등, 2008
[60] 로스 등, 2012
[61] 마니스토 등, 2007

과는 아직 충분하지는 않고[62], 루테인과 폐암과는 관계가 없다는 결과가 나왔다[63].

> ☞ **주의사항**
>
> 아직까지 위험성이나 부작용은 보고되지 않고 있다.

양파와 퀘르세틴

혈관을 맑게 하는 양파 또한 하얀색 항암 컬러푸드의 대명사이다. 양파는 하얀색 색소인 퀘르세틴을 함유하고 있는 대표적인 식품으로 항암음식 중에서도 단연 첫손가락에 꼽힌다. 퀘르세틴은 우수한 항산화력을 가진 물질로 산화에 의한 세포 손상을 억제하는데 유효한 물질이다. 이는 특히 껍질 부분에 그 함량이 높으므로 손질 시 껍질을 모두 다 벗겨내는 것보다는 살짝 남겨놓는 것이 좋다. 이미 널리 알려진 대로 양파는 좋은 콜레스테롤인 고밀도 콜레스테롤을 증가시키고 반면 성인병의 주

---

62 고스 등, 2008
63 갈리치오 등, 2008

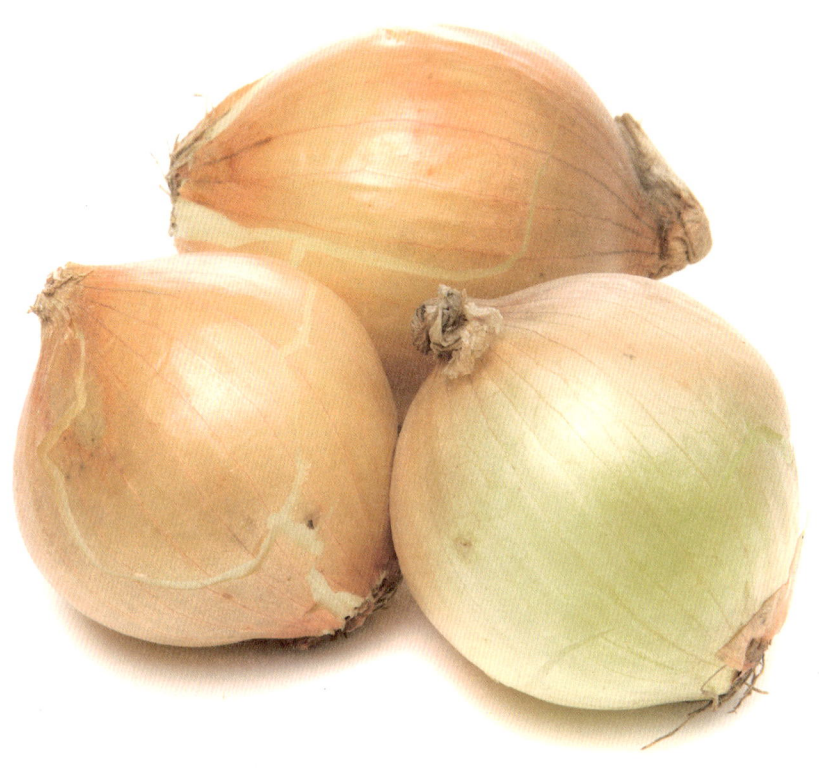

▲ 양파는 우수한 항산화력을 가진 물질로 산화에 의한 세포 손상을 억제하는 데 유효한 하얀색 색소인 퀘르세틴을 함유하고 있다.

범인 나쁜 저밀도 콜레스테롤을 감소시키는 효능을 지닌다. 또 암 예방에 도움을 줄 수 있는데 미국 하버드 대학의 발표에 따르면 양파의 추출물을 동물의 구강암 세포에 주입한 결과 암세포의 증식이 현저하게 억제되는 것을 발견하였다고 하였다. 중국집 주방장이 양파를 썰 때면 꼭 양파를 입에 물고 자른다는 말이 있을 만큼 양파에는 눈물을 자아내는 성분이 있는데 이는 강한 항산화 효능을 지닌 유황화합물이다.

퀘르세틴은 사과, 홍차, 녹차, 메밀차, 양파, 적포도, 체리, 산딸기, 감귤류 과일(오렌지, 레몬 등) 등에서 발견되는 식이 플라보노이드로 히스타민 등 염증 반응을 일으키는 물질의 분비를 차단하여 항염증 특성을 갖는다. 퀘르세틴의 항암작용은 세포분열 억제[64], 티로신 인산화효소 억제[65], 세포사멸[66] 등을 통해 이루어진다. 동물 실험에서는 퀘르세틴이 정상 간세포들을 보호하면서도 간암세포에 대해 항암제인 독소루비신 *doxorubicin*의 항종양 효과를 증강시키는 능력을 보여주었다[67]. 이는 진통효과 또한 가지고 있는데 만성 골반통증을 호소하는 30명의 남성에게 500mg의 퀘르세틴을 1달 동안 하루 2차례 복용시킨 결과, 퀘르세틴을 복용한 군에서 위약에 비해 더 나은 증상의 호전이 있었다[68].

---

[64] 람손 등, 2000
[65] 페리 등, 1996
[66] 사밀라, 2013
[67] 왕 등, 2012
[68] 소스케스 등, 1999

> **주의사항**
>
> 일부 쥐실험에서 퀘르세틴은 에스트로겐으로 유발된 유방 종양을 악화시키는 것으로 나타났다. 퀘르세틴은 CYP 3A4의 발현을 억제하여 항암치료 약물의 기능을 방해할 수도 있다.

마늘과 황화알릴

하얀색을 띤 또 하나의 슈퍼항암푸드를 꼽는다면 단연 마늘이다. 마늘은 예로부터 향신료로 그리고 죽상동맥경화증, 고지혈증, 고혈압, 암, 감염성질환 등을 치료하는 기능성 식품으로 활용되었다. 마늘 속에 들어 있는 무취의 황 함유 아미노산 유도체인 '알린'이라는 성분은 마늘의 세포들이 파괴될 때 알리나아제라는 효소와 접촉하여 매운맛과 냄새가 나는 '알리신'이라는 성분으로 변한다. 마늘의 질을 평가하는 가장 좋은 방법은 총 알리신 양을 보는 것이다. 알리신은 강한 항생물질이지만 향이 매우 강하고 불안정하다. 알리신은 항응고, 항생, 항고지혈 효능을 가진다. 마늘이 콜레스테롤과 저밀도 지단백 수치

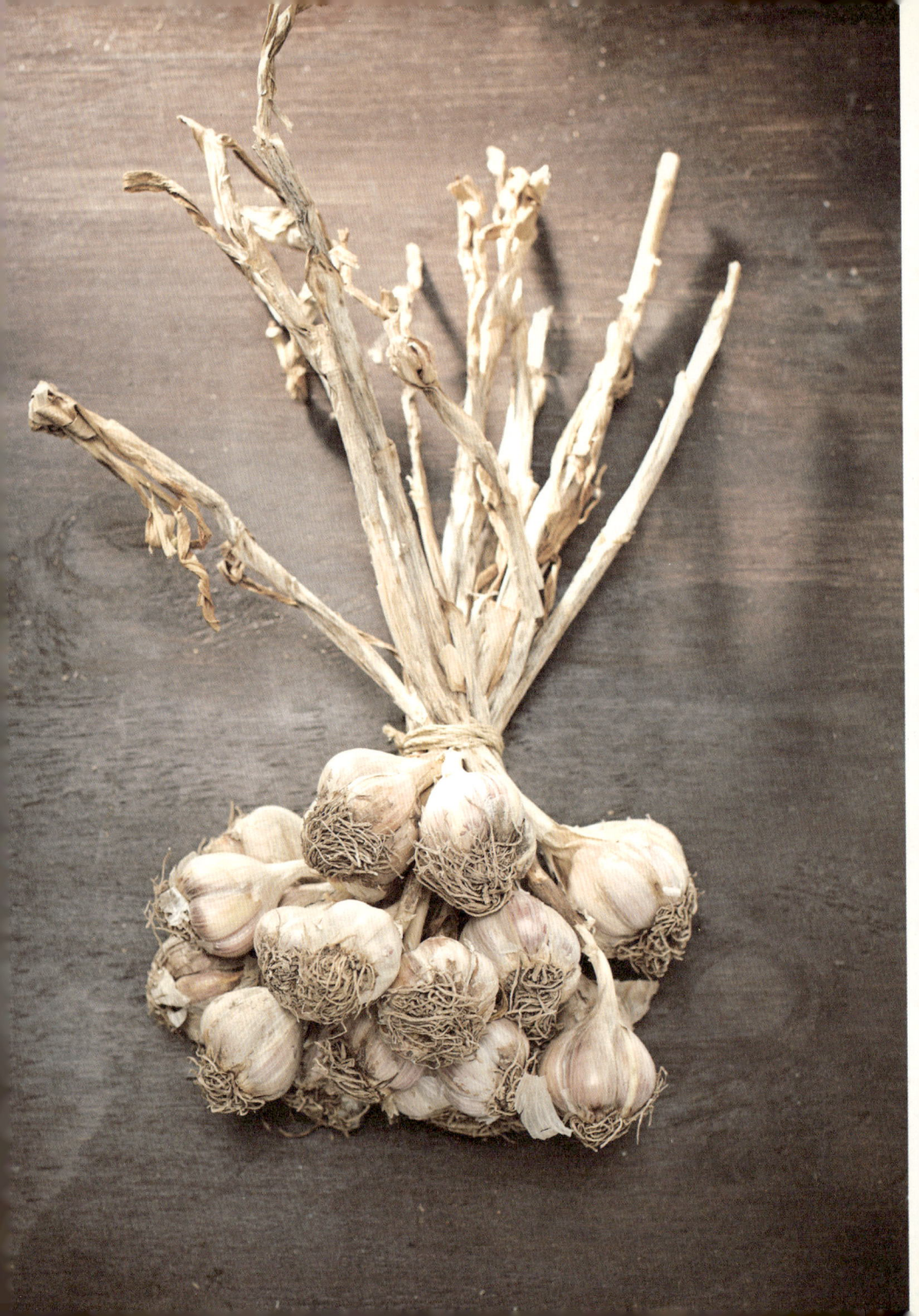

◀ 미국 국립암연구소의 발표 결과 항암 성분이 가장 강한 식품 중 마늘의 유황화합물을 상위에 올려놓을 정도로 마늘은 강력한 항암효과를 가지고 있다.

를 낮추는 데 있어서 효과적이라는 보고가 있다[69]. 또 혈전억제 효능에 대해서는 혈소판 응집을 완만하게 감소시키는 실험 결과가 제시되었다[70].

미국 국립암연구소의 발표 결과 항암 성분이 가장 강한 식품 중 마늘의 유황화합물을 상위에 올려놓을 정도로 마늘은 강력한 항암효과를 가지고 있다. 마늘에 포함된 유기 게르마늄은 체내에 있는 중금속을 없애고 악성 종양을 막아 주는 중요한 항암성분이다. 마늘의 항암작용에 대한 실험에서는 마늘을 포함한 파속과(부추, 양파, 파)를 많이 먹으면 위암 발생률이 감소하고 또 마늘 섭취량을 늘리면 대장암의 발생이 감소하는 것으로 나타났다. 마늘에 있는 알리신과 설파이드 등은 그 효능을 발휘하는 데 중요한 역할을 하기 때문에 이것들을 파괴하지 않고 살리면서 조리하는 것이 중요하다. 이를 위해서는 마늘 껍질을 깐 뒤 10분 정도 실온에 두는 것이 좋은데, 이 과정에서 알리

---

[69] 하사니 등, 2010
[70] 실라지 등, 1994

나아제 효소가 활성화되어 항암효능을 지닌 알리신과 설파이드 성분이 많이 생성되기 때문이다. 마늘은 T세포 증식을 유발하고 억제된 항체반응을 회복시키며, 종양세포에 대한 대식세포의 세포독성을 자극함으로 체액성 면역과 세포성 면역 모두를 활성화한다. 또 마늘은 혈관형성을 억제하고 발암물질을 제거할 뿐만 아니라, 세포주기를 억제하여 암세포의 자살을 유도함으로써 특정 암으로부터 인체를 보호한다. 마늘은 또 도세탁셀이라는 항암치료를 받는 유방암 환자의 항암제 농도에 영향을 미치지 않는다는 보고도 있었다[71].

유럽에서의 몇몇 증례-대조연구는 암 예방과의 관계를 보여주고 있다. 마늘을 충분히 섭취하는 것은 위암 및 결장암 예방에 효과적일 수 있으며[72], 또한 전립선암[73]과 자궁내막암[74]의 발생을 억제시켰다. 진행성 암 환자에 대해 숙성된 마늘추출물은 자연살해세포의 숫자와 활동능력을 향상시키기도 했다[75]. 마늘추출물은 결장암의 위험도를 높일 수 있는 양성종양인 선종을 가진 환자에게 있어서 그 숫자와 크기를 모두 감

[71] 콕스 등, 2006
[72] 플레이슈아우어 등, 2010, 엔고 등, 2007
[73] 흐싱 등, 2002
[74] 갈레원 등, 2008
[75] 이시카와 등, 2006

소시켰다[76].

> ☞ **주의사항**
>
> 마늘에는 항응고 효능이 있으므로 적어도 수술 7일 전부터는 섭취하지 않도록 한다. 마늘 섭취는 와파린 등 항응고제의 효과를 증대시킬 수도 있다. 마늘은 또한 CYP 2C9, 2C19, 3A4 효소의 발현을 방해하여 이와 관련한 약물대사에 영향을 미칠 수 있다.

---

76 월터 등, 2011

파란색의
반란

블루베리와 안토시아닌

파란색 항암물질인 안토시아닌을 한껏 머금은 컬러푸드의 대명사 블루베리는 시력을 개선하고 전반적인 눈 건강을 증진하는 데 도움을 주는 세계 10대 슈퍼푸드 중 하나이다. 블루베리는 베리의 안토시아닌 성분이 눈의 피로를 풀어주어 각종 안과질환들을 예방하고, 로안티시아니딘이라는 성분이 이뇨작용을 시켜 배뇨를 원활하게 해주고, 풍부한 식이섬유는 배변활동을 도와준다. 이외 폴리페놀, 비타민 A와 E 등의 항산화물질

▶ 파란색 항암물질인 안토시아닌을 한껏 머금은 컬러푸드의 대명사 블루베리는 시력을 개선하고 전반적인 눈 건강을 증진하는 데 도움을 주는 세계 10대 슈퍼푸드 중 하나이다.

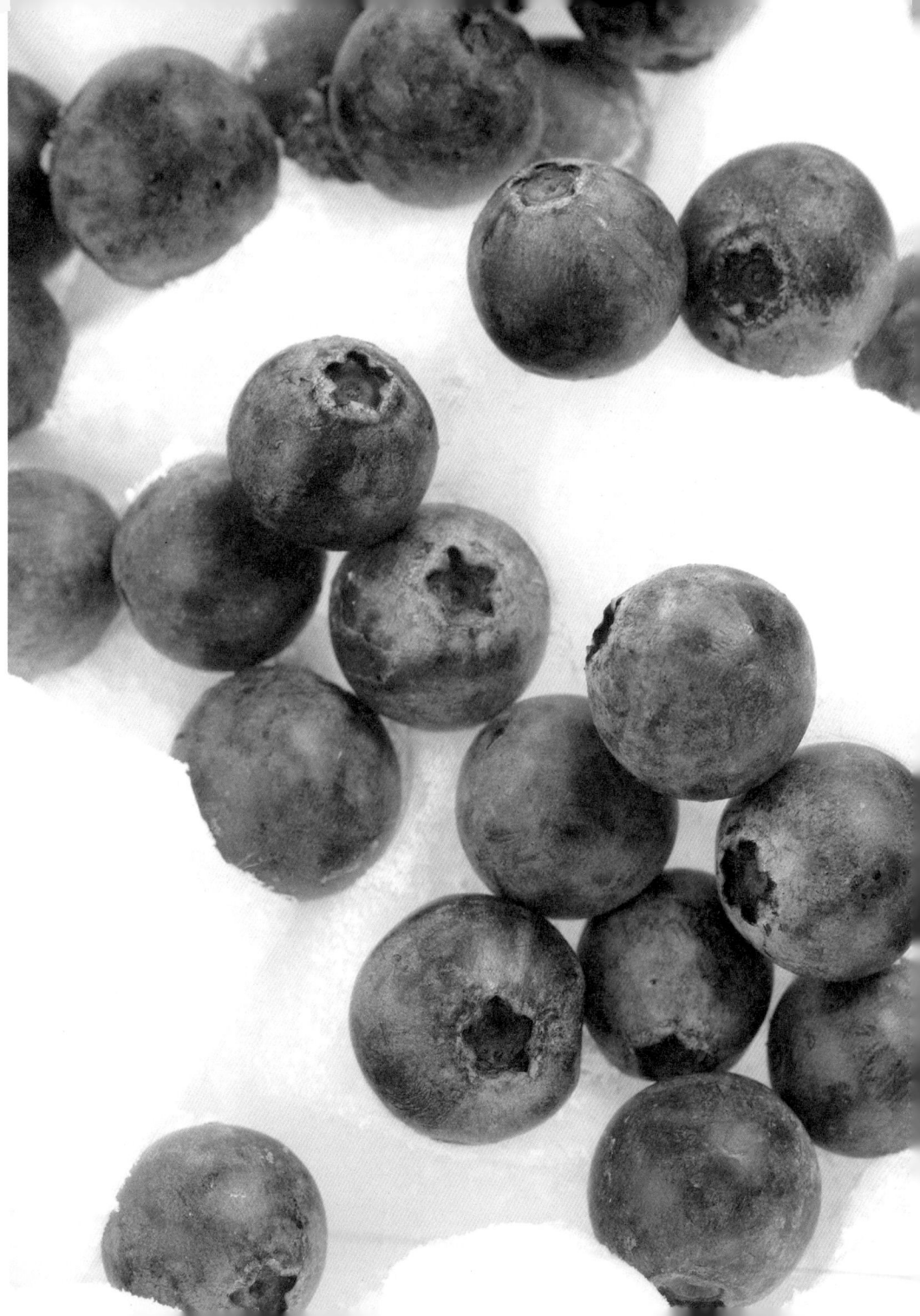

은 노화방지와 치매예방에 효과적이다.

블루베리의 주요성분인 안토시아닌은 눈의 망막세포에서 발견되는 로돕신이라는 시력회복에 도움이 되는 물질을 생성한다. 안토시아닌은 강력한 항산화제이며 동시에 비만조절, 당뇨, 심혈관 질환 및 뇌와 눈 기능 향상에 탁월한 물질이다. 또 항염, 항암 및 항바이러스 효과도 있다. 안토시아닌이 예로부터 눈 건강을 위해 사용된 것도 이 때문으로 보인다. 실제 실험상으로 안토시아닌은 시신경 퇴행을 막고 안구 질환을 예방하는 것으로 나타났고[77], 임상연구에서도 주간 및 야간 시력, 망막 기능을 향상시키는 결과를 보였다[78]. 또 다른 한 소규모 임상 연구는 안토시아닌을 함유한 장과류가 정상 안압 녹내장을 가진 일부 개인의 시각 기능을 향상시킬 수도 있다고 제안하였다[79]. 안토시아닌은 경도에서 중등도까지의 궤양성 대장염을 개선시키고[80], 또 염증의 생체지표들을 감소시킬 수 있으며 심장 대사 위험을 낮춘다는 결과도 있다[81].

안토시아닌의 항암효능에 대해서도 많은 연구가 이루어졌

---

[77] 이와사 등, 2013, 밀버리 등, 2007
[78] 무스 등, 2000
[79] 심 등, 2012
[80] 비에더만 등, 2013
[81] 콜레흐마이넨 등, 2012

다. 인간의 결장과 간암 세포에 대한 실험에서 안토시아닌은 낮은 농도에서도 세포 내 항산화 활성을 보여 주었고[82] 또 인간 백혈병, 결장암 및 유방암 세포의 세포사멸 유도와 세포 증식 억제 효과를 보였다[83]. 안토시아닌은 NF-κB라는 암 증식 관련 단백을 억제함으로써 공격적인 비소세포성 폐암 세포주의 세포주기 정지와 세포자멸사를 유도하였고[84], 동물 모델에서 항암화학요법으로 유발된 구강점막염에 대한 예방적 효능을 보였다[85].

대장암 환자 15명과 원발성 종양의 절제를 받을 예정인 대장암 간 전이환자 10명의 총 25명을 대상으로 한 임상연구에서 환자들은 무작위로 배정되어 수술 7일 전까지 안토시아닌이 풍부한 물질을 섭취하였다. 안토시아닌 섭취 전 조직검사가 이루어졌고 또 암의 진행과 관련이 있는 인슐린 유사 성장인자 *IGF-1*의 혈중 농도도 측정되었다. 대장조직의 암 지수는 안토시아닌을 섭취한 환자에게 7% 정도 현저하게 감소하였다*P=.003*. 인슐린 유사 성장인자는 대조군에 비해 낮아졌지만 통계적 유

---

82 본섹 등, 2012
83 캇수베 등, 2003
84 카우사 등, 2012
85 다바마네스 등, 2013

의성은 없었다. 이는 안토시아닌이 대장암 종양 조직의 확산을 크게 줄일 수 있음을 나타내는 연구 결과이다[86].

> ☞ **주의사항**
>
> 안토시아닌을 아스피린과 함께 사용할 경우 출혈 위험을 증가시킬 수 있다. 또 안토시아닌의 항산화 효능은 항암화학요법 약물들과 방사선 치료의 작용을 방해할 수 있다.

---

[86] 토마셋 등, 2009

보라색의
반란

포도와 레스베라트롤

보라색 항암색소인 레스베라트롤의 효능 때문에 더더욱 유명해진 항암 컬러푸드는 다름 아닌 포도이다. 과실의 여왕으로 불리는 포도는 대표적인 알칼리성 식품이다. 포도의 유기산은 1% 내외로 주석산, 사과산, 구연산 등이며 우리 몸의 독소를 분해하여 몸 밖으로 배출시키는 작용을 하고 당질은 대부분 포도당과 과당으로 10~15% 정도 들어 있어 체내 각 세포에 에너지를 공급해 주고 칼슘, 칼륨, 철분 등도 충분히 함유되어 있다. 포도 껍질에는 식물성 섬유인 펙틴과 탄닌이 들어 있어 장의 연동운동을 활발하게 해주고 해독작용을 하며 혈중 콜레스테롤 수치를 내려 동맥경화 등을 예방해 준다. 포도의 껍질과

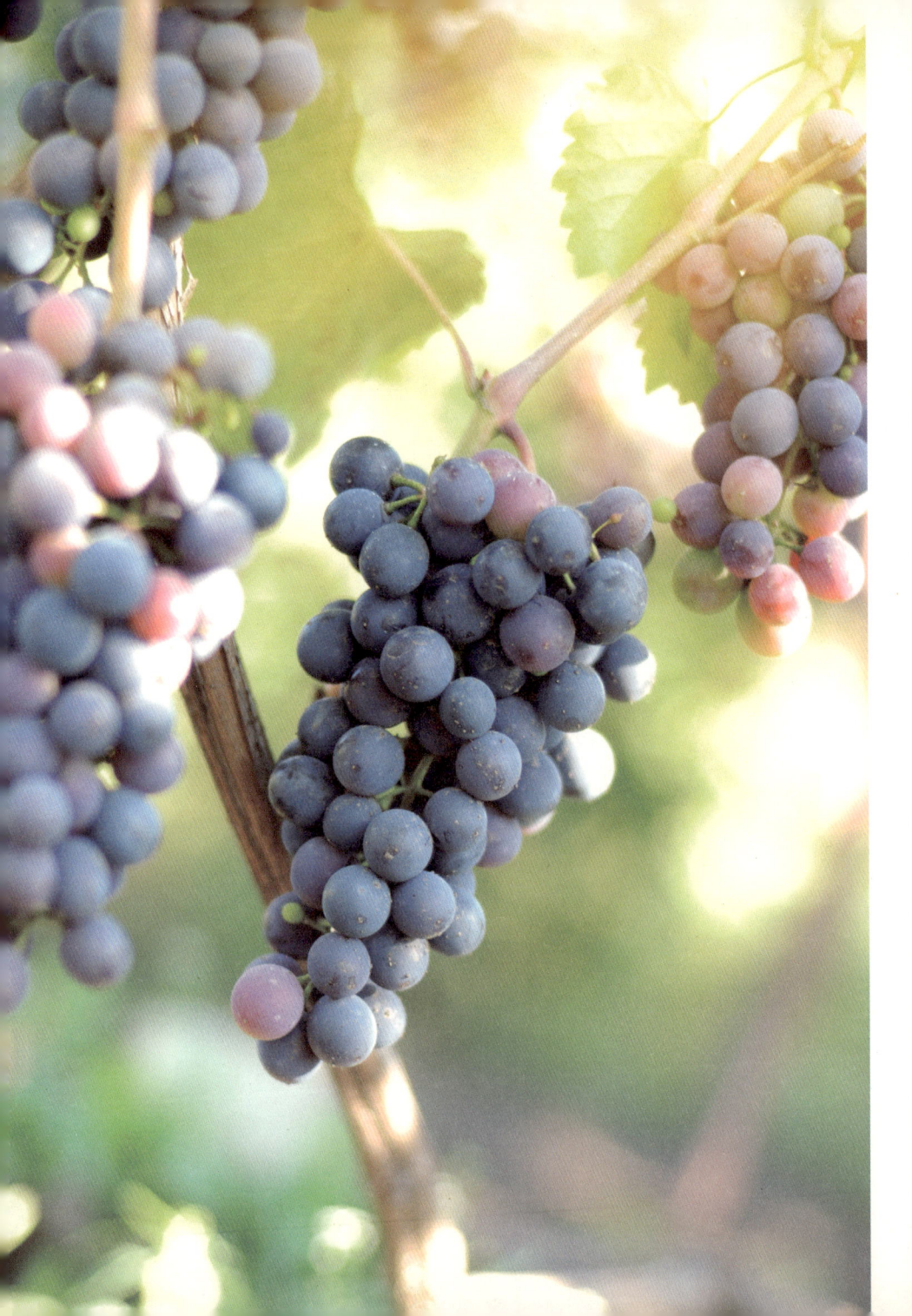

◀ 최근의 연구에서는 유방암, 전립선암, 대장암, 폐암 등을 포함한 많은 암세포에서 포도의 레스베라트롤 성분이 세포자살을 촉진하는 유전자를 활성화시킨다는 사실이 밝혀졌다.

씨에는 레스베라트롤이라는 보라색 항암 컬러성분이 함유되어 있기 때문에, 포도 껍질과 씨를 버리고 알맹이만 먹게 되면 풍부한 항암성분을 모두 버리는 셈이 된다. 레스베라트롤은 신선한 포도 껍질에는 100g당 5~10mg 정도 들어 있고 적포도주에는 1ℓ 당 1.5~3mg 정도의 매우 많은 양이 함유되어 있다. 레스베라트롤은 포도(껍질과 씨), 땅콩, 뽕나무 오디, 유칼립투스 등 많은 식물들에서 발견되는 복합 페놀 화합물이며 이중 포도는 대표적인 레스베라트롤의 원천이다.

포도주 또는 레스베라트롤이 풍부한 포도 보충제의 소비는 심혈관질환의 위험을 감소시키는 것과 관련이 있고 순환기계의 건강을 증진시키는 데 도움이 될 수 있다. 초기의 연구들에서는 레스베라트롤이 저밀도 콜레스테롤LDL을 낮추고 혈소판의 응집을 방해하고 죽상동맥 형성이 안 되도록 예방할 수 있다는 사실을 발견하였다. 암 예방에 있어서 레스베라트롤은 발암원인으로 작용하는 유해한 물질들의 독성을 완화시켜 유전자의 변형을 막아주며, 진행단계로 접어든 비정상 세포들의 증식을 강력히 억제한다.

최근의 연구에서는 유방암, 전립선암, 대장암, 폐암 등을 포함한 많은 암세포에서 레스베라트롤이 세포자살을 촉진하는 유전자를 활성화시켜 암세포의 증식을 억제할 수 있음이 밝혀졌다. 레스베라트롤은 세포증식을 촉진하는 특정 유전자의 신호전달계가 발현하는 것을 조절함으로써 손상을 입은 세포뿐 아니라 빠른 속도로 분열하는 각종 인체 암세포의 증식을 강하게 차단할 수 있다. 실험상 결과들은 레스베라트롤이 세포사멸을 통하여 그리고 항여성호르몬 효과를 통하여 암세포의 확산을 막는 것을 보여주고 있다[87]. 또 항암화학요법으로 유발된 심장 독성을 방지할 수도 있다[88]. 레스베라트롤은 전립선의 종양 형성을 억제하는 데 도움을 주기도 한다[89].

---

[87] 천 등, 2004, 엘아타르 등, 1999
[88] 장 등, 2011
[89] 리 등, 2013

☞ 주의사항

포도 씨는 약물대사를 담당하는 CYP450 3A4 효소를 억제하여 이것이 담당하는 약물의 대사에 영향을 미칠 수 있고 또 항응고제의 효능을 억제할 수 있으므로 주의를 요한다. 유방암이나 전립선암 등 호르몬에 민감한 암을 지닌 환자의 경우 레스베라트롤은 호르몬을 활성화시킬 수 있으므로 주의해야 한다.

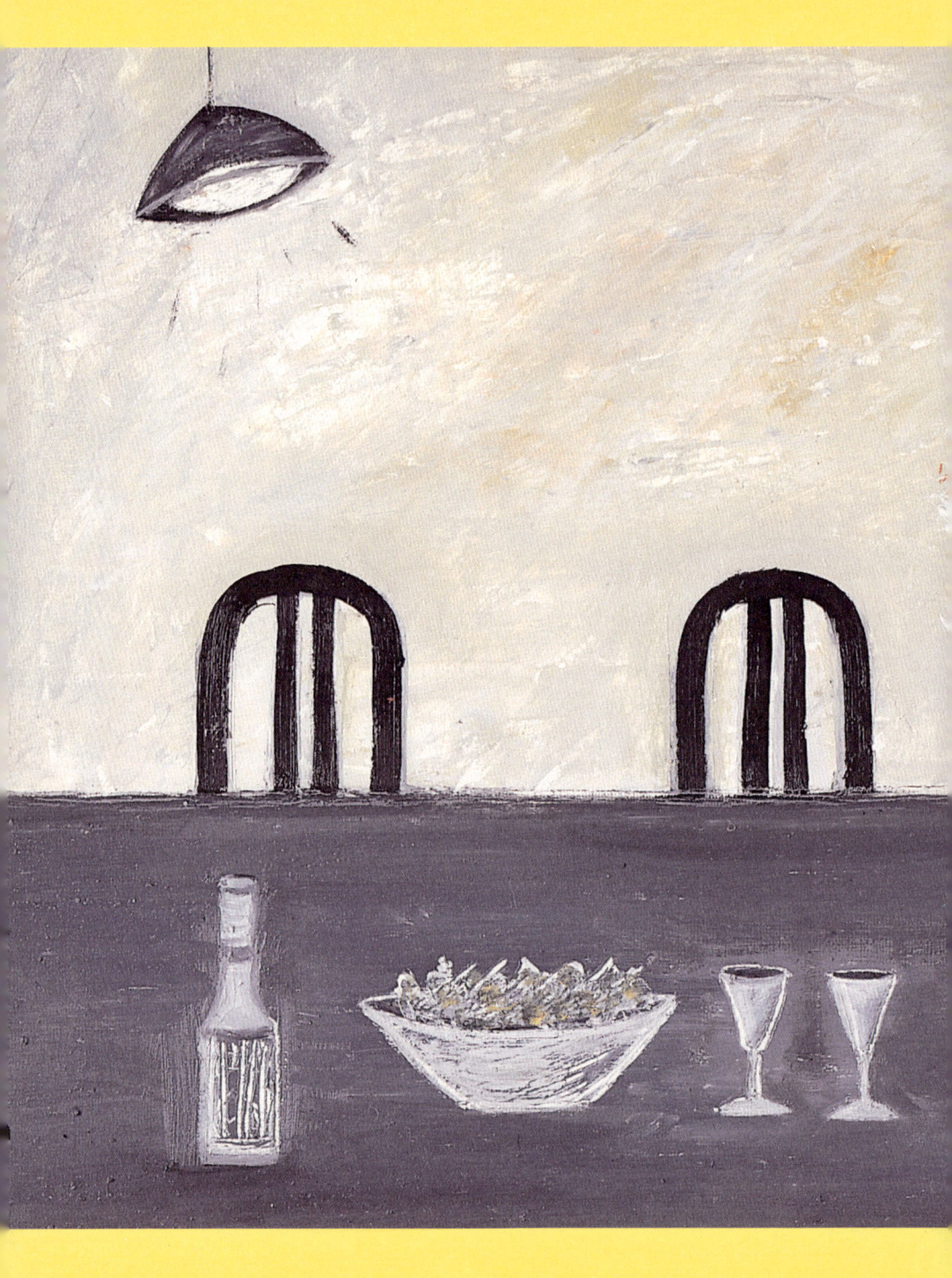

chapter 5

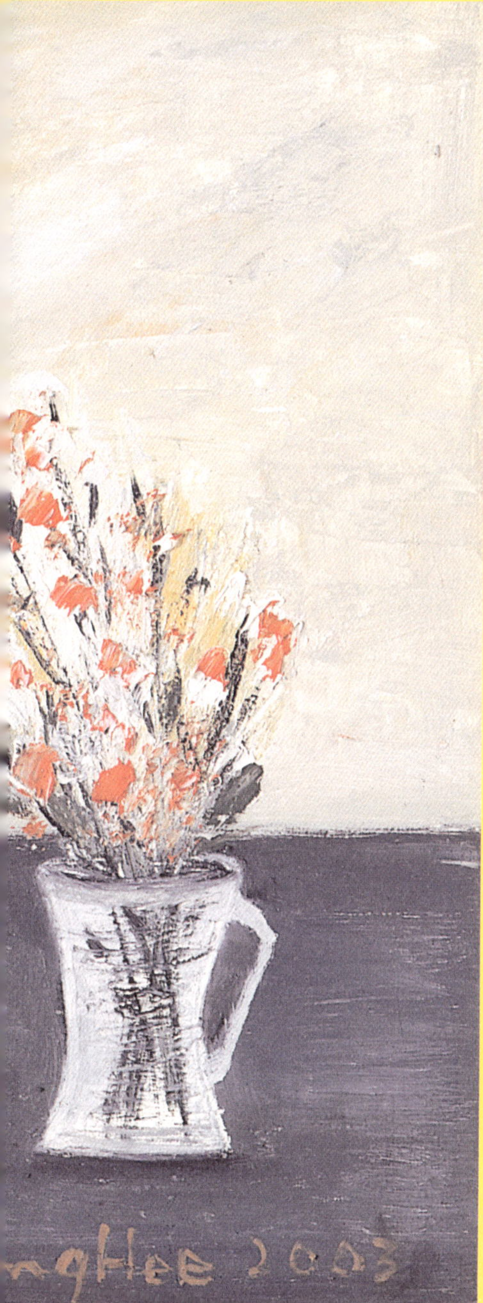

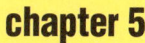

다섯 번째 색깔의 반란

암종별 항암 컬러푸드

보라는 집중력, 재능과 관련이 있고 기도와 명상을 통해 진리, 존재, 행복 그 자체에 이르게 되는 색이다.

지중해 국가들의 전통적인 식단을 살펴보면 채소, 통곡식, 과일 등 컬러가 풍부한 음식들을 선호하며 상대적으로 고기, 정제설탕, 고지방 식품들은 거의 없다는 것이 큰 특징이다. 지중해식 식이를 해온 사람들과 육류를 중심으로 한 식이를 해온 사람들을 비교해보면 상대적으로 지중해식 식이를 한 사람들이 암 발병률도 낮고 설사 발병한다 해도 생존률이 높았다. 남자의 경우 초기 단계의 전립선암의 발병률은 양측 모두 비슷하지만 진행된 전립선암의 경우에는 육류를 중심으로 섭취한 사람들이 훨씬 높았다. 여성의 유방암 발병에 있어서도 비슷한 결과가 나타났다. 전립선암과 유방암의 경우 전문가들은 그 차이를 초래하는 가장 큰 원인을 식단의 차이로 보고 있다. 육류와 유제품이 풍부한 식단은 유방암과 자궁내막암과 관련이 깊은 여성호르몬인 에스트라디올 수치를 올린다. 즉 에스트라디올 호르몬이 유방암, 난소암, 자궁암, 자궁경부암의 성장을 촉진할 수 있다. 이와는 반대로, 섬유질이 풍부하고 형형색색의 컬러푸드를 많이 포함한 식단은 에스트라디올 수치를 낮춘다.

브로콜리, 양배추, 콜리플라워, 배추, 청경채, 무, 미나리, 청겨자 등의 십자화과 채소는 설포라판과 인돌-3-카비놀이 풍부하게 들어 있어서 병든 에스트로겐을 정상으로 전환시키는 데 도움을 준다. 체리의 안토시아닌은 강력한 자연 항염증 물질이다. 토마토의 라이코펜은 항산화 작용과 항염증 작용이 있다. 파와 마늘의 유기황은 혈류량을 증가시키고 면역시스템을 자극한다. 강황의 커쿠민은 항염증 작용이 있고 DNA를 손상시키는 자유라디칼로부터 세포를 보호한다. 콩과 콩으로 만든 된장, 두부 등의 식품에 포함된 식물 에스트로겐은 대장암과 전립선암의 위험을 줄인다. 녹차 카테킨은 유방암과 전립선암을 예방한다. 아마인에 들어 있는 리그난은 신생혈관생성을 감소시킨다. 석류, 딸기, 크랜베리, 산딸기 등에는 엘라지산이 있어 암세포의 성장을 억제한다. 포도에 있는 레스베라트롤은 피부암이나 몇몇 암의 성장을 방해하는 작용을 한다.

암 환자를 전방위적으로 치료하기 위해서는 여러 가지 영양소들을 결합하여 통합적으로 접근하는 것이 중요하다. 일부 유방암, 자궁내막암, 난소암 같은 에스트로겐 의존성 암을 예로 들어보자. 고지방 식단은 혈중 에스트로겐 농도를 높인다. 또 섬유질을 제대로 섭취하지 않을 경우 섬유질과 함께 장을 통해 빠져나가는 에스트로겐 양이 줄어들어 에스트로겐이 혈액 내로 재흡수되는 양이 많아진다. 십자화과 채소를 조금밖에 안 먹는다면 과잉 에스트로겐을 분해하는 능력이 떨어져 에스트로겐 의존성 암의 성장을 부채질한다. 지방과 섬유질, 십자화과 채소가 각각의 고유한 방식으로 혈중 에스트로겐 농도에 영향을 미치는 사실에 주목해보자. 만일 이상의 세 가지를 모두 이용한다면 훨씬 효과적으로 에스트로겐 농도를 아주 효율적으로 낮출 수 있다. 그러나 그중 하나라도 무시하면 효과가 떨어지게 된다.

예컨대 고지방 식사를 즐겨한다면 섬유질과 십자화과 채소를 아무리 많이 먹는다 해도 그로 인한 효과는 줄어들 수 밖에 없다. 단 하나의 만병통치약만을 찾으려 하지 말고 자신의 병에 가장 효과적인 영양소를 음식들을 통해 다양하게 결합해서 생각해보도록 하자. 식단과 식이보충제 모두 마찬가지이다. 식생활이 엉망이면서 식이보충제만으로 효과를 보려고 해선 안 된다. 식생활의 큰 틀을 그대로 둔 채 작은 부분만 변화시키는 것은 암을 예방하고 퇴치하는 데 충분하지 못하다. 통째로 바꿔야만 혁명이 일어나는 것이다.

  한 가지가 아닌 여러 가지 항암 컬러푸드가 화려하게 어울려질 때 비로소 항암 컬러푸드 혁명인 색깔의 반란이 일어나게 될 것이다. 이 장에서는 각 암종별로 도움이 되는 몇몇 항암 컬러푸드들을 소개하고자 한다.

폐암과
항암 컬러푸드

　폐의 세포가 각종 발암인자의 공격을 받아 조절할 수 없는 악성세포로 발전되면 결국 폐암으로 진행을 한다. 폐암은 발생률 및 사망률에 있어 공히 1위를 차지하고 있는 질환으로 모든 유형의 암 중 가장 치명적이다. 누구나 폐암에 걸릴 수 있지만 특히 담배와 폐암에 대한 인과관계는 이미 충분히 규명이 되었다. 폐암의 80%는 흡연에 기인하는 것으로 추정된다. 직접 흡연뿐만 아니라 간접으로 담배연기를 마시는 것 또한 폐암의 위험도를 증가시킨다. 오죽했으면 흡연이 300가지의 발암물질을 동시에 흡입하는 행위라고까지 했겠는가? 흡연 이외에도 특정한 발암성 물질인 석면, 라돈, 비소, 석탄 제품 등에의 노출은 폐암의 위험을 증가시킬 수 있다. 결핵 병력 및 몇몇 종류의 폐렴과 폐암의 가족력도 또한 폐암에 이환되기 쉽게 한다. 폐암에 있어서 컬러식이는 발암 유발 차단에 있어서뿐만 아니라, 폐암의 예방에 있어서도 중요한 역할을 한다.

블루베리

슈퍼 항암푸드인 블루베리는 폐암과 싸우는 뛰어난 식품 중 하나이다. 한 연구에서 야생 블루베리는 20가지 이상의 과일 및 과실들 중 가장 높은 활성산소 흡수능력을 가진다고 하였다. 야생 블루베리의 항산화 활성은 크랜베리, 라즈베리, 딸기, 자두 또는 재배 블루베리보다 더 강력한 것으로 나타났다. 블루베리의 항산화 및 항암 효능은 안토시아닌, 비타민 C, 비타민 E 및

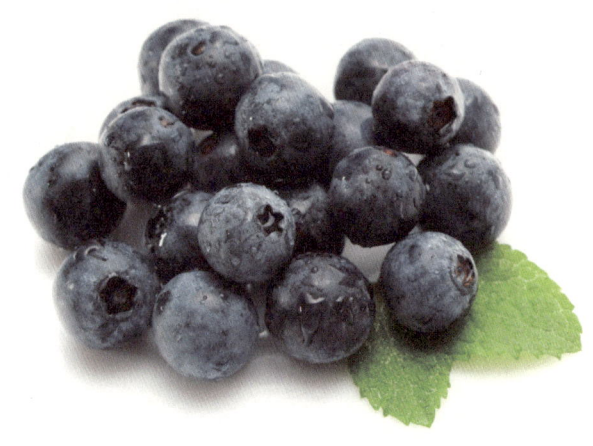

엘라그산 등 블루베리에 포함되는 특징적인 다수의 화합물들에 의한 것으로 보인다.

아사이베리

아사이베리는 남아메리카에 서식하는 야자나무의 열매로 식품과 전통약품으로 쓰인다. 여기에는 항산화물질인 안토시아닌, 프로안토시아니딘 및 기타 지방산이 풍부하게 들어 있다. 아사이베리는 콜레스테롤, 심혈관계 질환, 알레르기, 암 등을 개선시키는 보조식품으로 각광받고 있다. 실험연구에서 아사이베리는 항염증, 항산화, 세포사멸, 죽상동맥 억제 등의 효과가 있었다. 또 아사이베리 다당체는 호흡기 감염에 대항하는 면역을 강하게 한다. 2008년 게리 스토너 박사가 미국 5개 대학의 연구진과 공동으로 진행한 연구에서는 아사이베리가 폴리페놀의 농도에 따라 암세포의 증식을 56~86%까지 억제하는 것을 발견하였다. 다만 아사이베리는 항산화 효과 때문에 몇몇 항암화학 치료약물의 작용을 방해할 수도 있다.

브로멜라인

파인애플 줄기에 있는 효소인 브로멜라인은 식물에서 나온 단백질 가수분해 효소이다. 실험적으로 이는 염증을 제거하고 혈청 피브리노겐 농도를 줄이며 피브린 용해를 도와주고 화상 상처를 제거하는 효과가 있는 것으로 나타났다. 또 용량 의존적으로 관절통을 개선시키기도 했다. 브로멜라인은 백혈병, 육종, 폐암, 유방암 등의 성장을 억제시키기도 한다. 폐암환자들에 있어서 파인애플을 먹을 때 줄기를 버리지 말고 갈아서 거른 즙을 마시는 것도 권유할 만한 방법이다. 이론적으로 브로멜라인은 항응고 치료를 방해하여 출혈 위험을 증가시킬 수 있다.

위암과
항암 컬러푸드

위암은 세계적으로 백만 명당 네 번째로 많이 발견되는 암이다. 위암 발생 위험을 높일 수 있는 요소들로는 유전, 환경, 생활습관 요인 등이 있고, 특히 이런 요인들에는 55세 이상의 남성, 헬리코박터 파이로리의 감염, 흡연 등이 포함된다. 위암 발병 위험이 증가함에 따라 이를 막기 위한 예방조치들이 필요로 하며 이 중 특히 중요한 역할을 하는 것이 바로 식습관의 개선이다. 햄, 소시지와 같은 질산 함유 음식을 피하는 것부터 녹차 등 항산화 물질을 섭취하는 것까지 다양한 식습관들은 위암을 예방하는 데 영향을 미치게 된다. 미국 암학회ACS에서 제안한 대로 하루에 적어도 5가지 이상의 과일과 채소를 먹고 건강한 체중을 유지하기 위해 적절한 양을 먹는 것이 위암의 예방과 치료에 있어서 중요하다. 다음과 같은 컬러음식들은 위암과 싸우는 데 있어서 결정적인 역할을 할 것이다.

루이보스 차

남아프리카에 서식하는 루이보스의 말린 잎에서 만들어진 루이보스 차는 최근 인기가 높아지고 있는데 이는 항산화 물질이 풍부하기 때문이다. 특히 폴리페놀, 아스파라긴, 노도파긴 등의 항산화 물질이 많이 들어 있으며 반면 카페인은 적게 들어 있다. 루이보스 차에는 녹차나 홍차의 주요 플라보노이드인

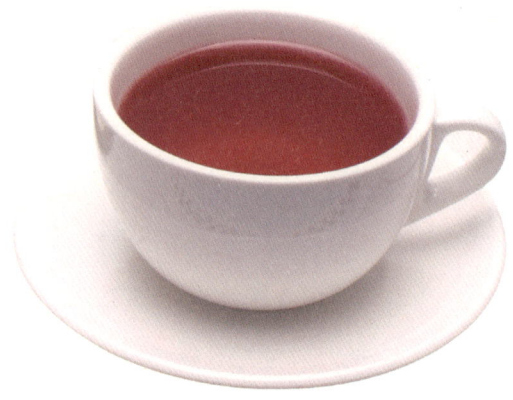

▲ 실험적으로 루이보스 차는 면역 기능을 조절할 수 있고 항염증 효과를 보이며, 산화 스트레스를 막고 암 돌연변이를 방어한다.

카테킨은 포함되어 있지 않다. 실험적으로 루이보스 차는 면역 기능을 조절할 수 있고 항염증 효과를 보이며, 산화 스트레스를 막고 2형 당뇨와 관련된 증상을 완화시키는 역할을 한다. 또 동물실험에서 염색체 이상 및 암 돌연변이를 방어한다. 루이보스 차를 외용제로 사용할 경우 지질 과산화를 보호하고 화학물질로 유도된 암의 증식을 억제한다. 이는 또 방사선으로 유발된 손상을 보호하는 효과도 있다. 그러나 루이보스 차는 여성호르몬인 에스트로겐과 유사한 효능이 있으므로 호르몬에 민감한 암을 가진 환자들은 주의해야 한다.

양파

양파는 다용도 요리 식물로 누구에게나 건강을 제공하고 또 암의 발생 확률을 줄일 수 있다. 양파는 항암, 항균, 항박테리아, 항염 기능이 있는 바이오 플라보노이드의 일종인 퀘르세틴의 가장 좋은 음식재료 중 하나이다. 한 연구에 따르면 하루에 양파 반쪽을 섭취하는 것으로 위암의 위험을 50%나 감소시킬 수 있다고 하였다. 양파는 가급적 날 것으로 먹는 것이 좋다. 이는 열을 가하게 되면 소화 흡수를 돕고 세포에 새로운 영양분을 공급하도록 도와주는 효소가 파괴되어 버리기 때문이다.

양배추

양배추는 발암물질에 노출되거나 또는 암으로의 전변이 진행 중인 세포들을 보호하는 것으로 보인다. 이 보호효과는 양배추를 얇게 자르거나 다지거나 또는 씹을 때 형성되는 항암화합물인 글루코시놀레이츠와 관련된다. 이는 DNA 손상과 세포의 돌연변이를 막아주고 세포사멸을 촉진시키며, 세포성장을 억제함으로써 그 작용을 수행한다. 항암효능을 극대화시키기 위해서는 양배추를 살짝 조리하거나 또는 날 것으로 사용하는 것이 좋다. 열을 가하게 되면 글루코시놀레이츠의 생산을 담당하는 효소가 변성되기 때문이다. 가급적 유기농 양배추를 구입하는 것을 권유하는데 이는 유기재배 농산물의 글루코시놀레이즈 함유농도가 더 높은 것으로 나타났기 때문이다.

결장암과
항암 컬러푸드

결장직장암은 선진국에서 높은 발생률을 보이며 상대적으로 아시아와 아프리카에서는 발병률이 낮다. 결장의 용종은 결장이나 직장의 내벽에 자라나는 양성 종양으로 매우 흔하게 발견된다. 이는 완두콩만 한 크기에서 자두 만한 크기까지 클 수 있는데, 작은 것들은 거의 문제를 일으키지 않으며 발견조차 어려운 경우가 많다. 일부 용종들은 시간이 지나면서 암으로 진행하기도 한다. 따라서 조기검진을 통해 증상의 유무와 상관없이 검사를 받는 것이 중요하다.

육식 중심의 식습관은 결장직장암의 발생의 확률을 높일 수 있다(미국의 아시아 이민자들과 서구세계의 높은 발생률에 영향을 미칠 수 있다). 반면 채식을 중심으로 한 음식요인들은 결장암과 직장암의 예방에 중요한 역할을 수행한다. 약 50%의 결장직장암이 식사

요소들과 연관되어 있다고 알려져 있다. 식습관과 영양이 결장 직장암의 발생 위험과 밀접한 관련이 있는 만큼 결장직장암에 피해야 할 음식과 먹어야 할 음식에 집중하는 것이 중요하다. 다음은 결장암을 예방할 수 있는 항암 컬러푸드들이다.

비트(근대)

붉은 비트를 씹어 먹는 것은 결장암의 위험을 줄여 주는 아주 좋은 방법이다. 비트에 풍부한 식이섬유는 대변이 장에 덜 머물러 있게 해주는데, 이는 결장이 잠재적인 발암 물질에 노출되는 것을 막아준다. 또한 비트의 푸른 잎사귀 부분은 식이섬유를 충분히 함유하

▶ 비트에 풍부한 식이섬유는 대변이 장에 덜 머물러 있게 해주는데, 이는 결장이 잠재적인 발암 물질에 노출되는 것을 막아준다.

고 있기 때문에 버리지 말고 시금치처럼 요리하면 좋다. 또한 몇몇 연구에 따르면 비트의 보랏빛을 내게 하는 베타시아닌은 항암작용이 뛰어나며, 특히 결장암에 매우 효과적이다. 비트의 항암작용은 열에 오랫동안 노출되면 줄어든다고 하므로 항암작용을 최대화하려면 살짝 물로 데치거나 날로 먹는 것이 좋다.

당근

많은 사람들은 당근이 눈에 좋은 것은 알고 있지만, 항암 채소로서도 얼마나 좋은지에 대해서는 상대적으로 잘 모르고 있는 듯하다. 당근에 들어 있는 베타카로틴은 강한 항산화 성분으로 항암 작용을 하는데 결장암, 후두암, 식도암, 전립선암, 자궁암 등을 예방하는 효과가 있다. 당근에 함유된 식이

▲ 당근에 들어 있는 베타카로틴은 강한 항산화 성분으로 항암 작용을 하는데 결장암, 후두암, 식도암, 전립선암, 자궁암 등을 예방하는 효과가 있다.

섬유는 변의 부피를 늘리고 부드럽게 해 변비를 개선하는 데도 유익하고 결장암의 위험도 감소시켜 준다. 당근에는 또한 결장암의 발생을 막아주는 카로타톡신이라는 성분이 들어 있다. 연구에 따르면 카로타톡신을 투여한 쥐의 전암성 손상 및 암으로의 성장 확률이 대조군에 비해 훨씬 줄어들었다고 한다. 최대한 카로타톡신을 얻기 위해서는 당근을 생으로 먹거나 찌는 것이 권고된다. 또 찌거나 삶는 경우에도 먼저 자르는 것보다는 우선 통으로 삶거나 찌고 나중에 자르는 것이 카로타톡신 등의 영양소를 유지하는 데 유리하다. 한 연구에 따르면 통으로 삶은 당근이 삶기 전에 자른 당근보다 25% 더 많은 카로타톡신을 함유하고 있다고 보고하고 있다.

고구마

고구마는 인간에게 알려진 채소 중에 가장 오래되고 영양가 높은 것 중의 하나이다. 또한 고구마는 결장암으로부터 보호해 줄 수 있는 항암성분인 베타카로틴과 강글리오시드, 항산화물질인 비타민 B6, C, 식이섬유 등이 풍부하게 들어 있다. 핑크, 오렌지, 노란색의 고구마는 최고의 베타카로틴 덩어리로 색이

진할수록 베타카로틴의 양이 많다. 뉴질랜드 대학에서 실시한 한 연구결과에 따르면 뉴질랜드 원주민인 마오리족은 고구마 섭취량이 다른 종족에 비해 훨씬 높은데 이들의 결장암 발생 빈도는 현저히 낮았다고 한다.

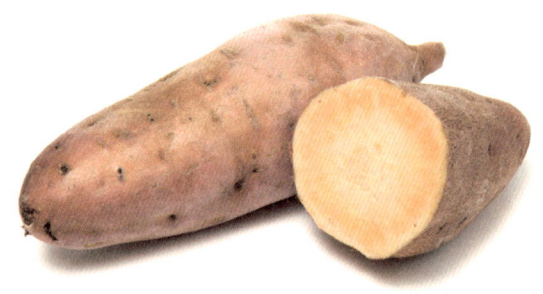

▲ 고구마는 결장암으로부터 보호해 줄 수 있는 항암성분인 베타카로틴과 강글리오시드, 항산화물질인 비타민 B6, C, 식이섬유 등이 풍부하게 들어 있다.

유방암과 항암 컬러푸드

　유방암은 여성에게 있어 가장 높은 사망의 원인이 되는 질환이다. 유방암의 발생률은 1930년 이래로 계속 높아지고 있다. 최근 여성의 유방암에 대한 위험도는 대략 13%로 추산되고 있다. 쉽게 말해서 모든 여성이 태어나서 유방암에 걸릴 확률이 13%라는 이야기이다. 산업화가 진행된 국가일수록 유방암의 위험도가 높으며 상대적으로 서아시아, 아프리카, 남미 등에서는 그 위험도가 낮다. 유방암의 원인으로는 비만, 흡연, 여성호르몬인 에스트로겐의 과다분비, 생활습관, 특정 유전자의 변형 등을 들 수 있다. 비만 여성의 경우 에스트로겐의 농도는 표준체중 여성에 비해 높으며 이는 지방 조직에서 성호르몬이 에스트로겐으로 다량 전환되기 때문이다. 하지만 식물성 에스트로겐의 경우에는 오히려 인체의 에스트로겐 작용을 억제해 유방암 발병 위험을 낮출 수 있다. 비만은 유방암의 발병, 재발 및 사망률과 모두 연관되기 때문에 지속적으로 관리할 필요가 있다. 유방암에 대한 암 예방 식이에 대한 지식은 모든 여성들에게 매우 중요한 이슈이다. 한 보고에 따르면 식이의 변화가 유방암의 위험도를 70%까지 낮출 수 있다고 하였다.

올리브 잎

고대 이집트에서부터 천연 항생제로 쓰여 온 올리브 잎에 항암효능이 있다는 사실을 아는 사람은 그리 많지 않다. 하지만 지중해 식단에서는 종종 올리브의 신선한 잎 또는 마른 잎이 요리의 재료로 이용된다. 잎과 그 추출물은 감염, 염증, 당뇨, 고혈압을 치료하기 위해서도 종종 사용된다. 올리브 잎 추출물인 폴리페놀 계열의 올레유로페인은 비타민 C의 4배에 달하는 항산화 효능을 가지고 있고 또 혈당저하 효과, 항균, 항바이러스, 항암효능을 가지고 있다. 동물실험에서는 항부정맥, 진경, 이뇨, 항고혈압, 진통, 콜레스테롤 수치 저하 등의 효능도 나타났다. 소규모 임상연구에서 고혈압 환자의 혈압을 줄이는 데

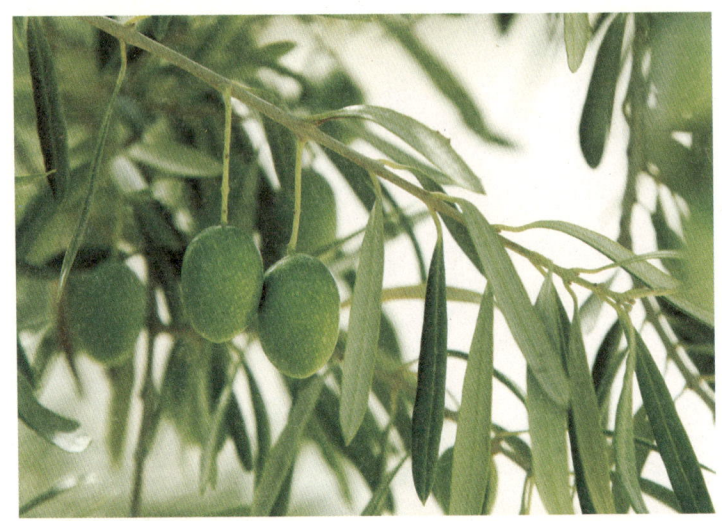

▲ 고대 이집트에서부터 천연 항생제로 쓰여 온 올리브 잎에는 세포분화를 촉진시키고 또 백혈병 세포에서 세포사멸을 나타내는 항암성분이 있다.

올리브 잎 추출액의 효용성을 증명하였다. 항암효능에 대해서는 세포분화를 촉진시키고 또 백혈병 세포에서 세포사멸을 나타내었다. 이는 보통 차로 복용하거나 추출 오일의 형태로 사용한다.

아스파라거스

아스파라거스는 항산화의 제왕이라 불리는 '글루타치온'을 공급하는 최고의 음식 원료이다. 글루타치온은 다양한 기능을 가지고 유방암의 위험을 줄이는 데 기여한다. 예를 들어 글루타치온은 활성산소로부터 인체의 손상을 막아주는 역할을 하고 발암물질을 포함한 외부 인자들을 해독시키며, 림프구 등에 영양을 미쳐 면역 시스템을 강화한다. 더욱이 아스파라거스는 비타민 C와 베타카로틴을 가지고 있어 항암효능을 돕는다. 아스파라거스에는 또 숙취해소의 효과를 가진 아스파라긴산이 콩나물의 10배가량 높게 들어 있다. 샐러드를 하거나 살짝 데쳐 먹는 것이 효과적이다.

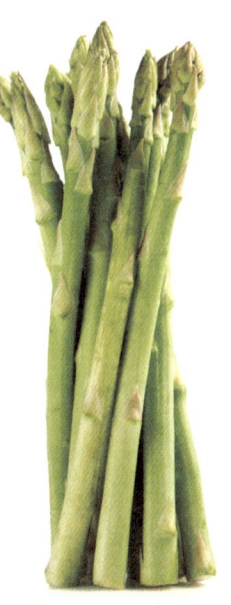

▲ 아스파라거스는 항산화의 제왕이라 불리는 '글루타치온'을 공급하는 최고의 음식 원료로 유방암의 위험을 줄이는 데 기여한다.

호두

호두의 구성 영양소를 살펴보면 지방과 열량이 높다는 사실을 알 수 있다. 하지만 이 때문에 호두가 주는 맛있고 고소한 풍미를 포기할 수는 없다. 적절하게 호두를 섭취하는 것은 유방암의 위험을 줄일 수 있다. 호두에는 오메가 3 지방산, 항산화물질, 식물성 스테롤이 풍부하게 들어 있으며 이들은 모두 유방암의 위험도를 줄여주는 물질들이다. 미국 웨스트버지니아 마셜 대학 의과대학의 일레인 하드먼 박사는 유전조작을 통해 쥐들의 유방암 위험이 매우 높아지도록 만든 다음 두 그룹으로 나누어 실험을 했다. 한 그룹에만 호두를 준 결과, 호두를 준 그룹이 다른 그룹의 쥐들에 비해 유방암 발생률이 최고 50%

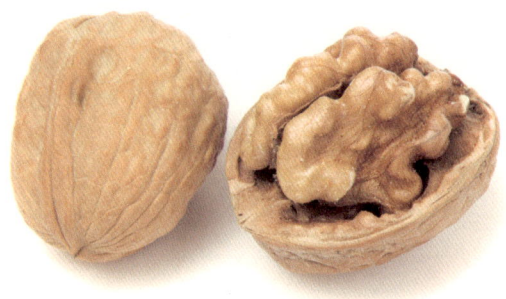

▲ 호두에는 오메가 3 지방산, 항산화물질, 식물성 스테롤이 풍부하게 들어 있으며 이들은 모두 유방암의 위험도를 줄여주는 물질들이다.

낮아졌다고 밝혔다. 호두를 먹은 쥐들은 유방암 발생률만 낮은 게 아니라 대조군 쥐에 비해 종양의 크기 또한 현저히 줄어들었다. 호두는 그대로 간식으로 먹어도 좋고 요거트나 샐러드에 추가해서 먹는 것도 유방암을 예방하는 데 좋은 방법이다.

녹차

녹차는 체중감소 효능 때문에 유명한 물질이지만 또한 항암효과도 이에 뒤지지 않는다. 녹차에 대한 근거는 다양한 암을 예방하는 효능을 제시하는데 여기에는 유방암도 포함된다. 체중감소 효능을 지닌 카데킨이라는 물질은 활성산소로부터 DNA가 손상되는 것을 방지한다. 녹차에는 특히 유방암 환자에게 과발현되는 효소로 암의 전이에 결정적 역할을 하는 유로키나아제를 억제하는 효능이 있다. 하버드 대학의 미셀 교수는 메타분석 연구를 통하여 녹차의 섭취량을 늘리는 것이 유방암의 재발률을 낮추는 데 도움이 된다고 발표하였다. 녹차를 우려낼 때 티백을 사용하는 것보다는 녹차 말린 것을 사용하는 것이 더 좋다. 또한 약간의 레몬이나 비타민 C 등을 차에 첨가하면 카데킨의 체내 흡수율을 더 높일 수 있다.

자궁경부암과
항암 컬러푸드

　자궁경부암은 여성 자궁 입구 쪽에 있는 경부 세포들이 발암인자들의 공격을 받아 발생하게 된다. 자궁경부암은 매우 천천히 진행하며 심지어는 많은 여성들이 암으로 진행할 때까지 인지하지 못하기도 한다. 여성의 일생에서 자궁경부의 세포들은 여러 단계의 변화를 거치는데, 모든 변화가 다 암으로 전변되는 것은 아니다. 인유두종 바이러스 HPV는 성교 중 피부와 피부의 접촉을 통해 주로 감염되며 바로 이것이 자궁경부에 변화를 주는 주된 원인으로 알려져 있다. 대부분의 인유두종 바이러스는 특별한 문제를 발생시키지 않으나, 15종은 자궁경부암의 원인이 될 수 있다. 따라서 인유두종 바이러스를 방지하는 것이 자궁경부암을 예방하는 매우 효과적인 방법이다. 2006년도 세계적으로 권위 있는 학술지인 「New England Journal of

Medicine」의 발표에 따르면, 지속적인 콘돔의 사용은 인유두종 바이러스의 감염을 70% 정도 예방한다고 한다. 물론 콘돔이 바이러스를 100%를 방어한다고 할 수는 없다. 콘돔에 보호되지 않은 생식기 부위는 바이러스에 감염될 수 있기 때문이다. 인유두종 바이러스 감염은 성적으로 개방된 여성들에게 언제든지 발생할 수 있는 일이고 또 백신이 모든 종류의 인유두종 바이러스를 막지는 못하기 때문에 주기적으로 자궁경부에 대한 이상 변화를 검사하는 것이 권고된다. 다음과 같은 항암 컬러푸드들이 자궁경부암의 예방에 도움을 줄 수 있을 것이다.

마늘

전통의학에서 마늘은 다양한 질병을 치료하는 데 사용되었다. 최근에는 학계에서 마늘의 자양강장 효과에 대해서도 주목하고 있다. 각종 연구에서 마늘이 심혈관계의 건강을 유지하는 데 많은 도움을 준다는 사실을 확인하였다. 한 연구에서는 하루 10g 이상의 마늘을 섭취하게 되면 그렇지 않은 사람보다 10% 이상 자궁경부암에 걸리지 않는다는 사실을 보고하였다. 마늘의 암 예방 효능은 포함된 황화알릴 성분 때문인 것으로 알려져 있다. 추가적으로 마늘에는 충분한 양의 비타민 C가 들어 있다. 마늘은 또한 셀레늄의 보고寶庫로써 10g의 마늘에는 보통 성인에게 요구되는 셀레늄 양의 30%가 들어 있다.

파파야

중앙아메리카에서 기원한 이 식물은 오늘날 대부분의 열대 국가에서 재배되고 있다. 아메리카 대륙을 발견한 크리스토퍼 콜럼버스가 '천사의 과일'이라 명명한 파파야는 진정한 영양의 결정체이다. 이는 오렌지보다 더 많은 비타민 C를 함유하고 있을 뿐 아니라 베타 크립토산틴, 제아잔틴 등을 가지고 있다. MD 앤더슨 암센터의 바렛트 아가왈 박사는 파파야 열매와 잎에서 발견되는 효소인 파파인을 건강에 도움이 되는 성분으로 지목했다. 미국 플로리다 대학과 일본 도쿄 대학 연구팀은 파파야 잎에 들어 있는 성분이 면역체계 조절에 중요한 기능을

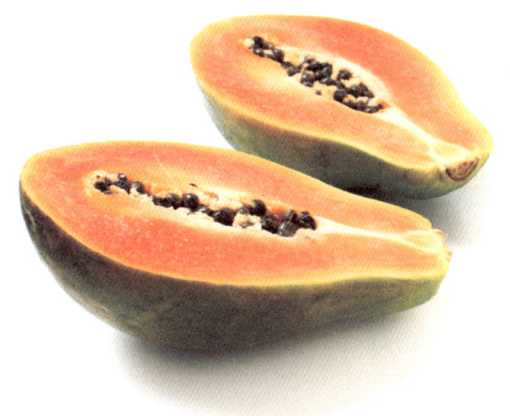

▲ 파파야는 오렌지보다 더 많은 비타민 C를 함유하고 있고 유방암, 간암, 폐암, 췌장암, 자궁경부암 등 여러 종류의 암을 억제한다.

수행하는 Th1형 사이토카인의 생산 촉진을 통해 유방암, 간암, 폐암, 췌장암, 자궁경부암 등 여러 종류의 암을 억제한다는 사실을 발표했다. 전문가들은 1주일에 한 개씩의 파파야를 섭취하는 것이 여성의 자궁경부암의 위험을 낮출 수 있다고 조언한다.

브로콜리

만일 음식 중 자궁경부암을 예방하는 빠른 방법을 원한다면 아마도 브로콜리가 최고의 음식 중 하나가 될 것이다. 브로콜리는 발암독성을 제거하고 DNA의 변형을 막아주며, 암세포의 세포사멸을 유도하고 양성종양의 악성종양으로의 전변을 억제하며, 암의 타 장기로의 전이를 막아주는 데 도움이 되는 설포라판이나 인돌-3-카비놀과 같은 특별한 성분들을 함유하고 있다. 브로콜리 싹이나 브로콜리 몸통 모두 충분한 양의 항암물질을 지닌다. 브로콜리를 가장 효율적으로 먹는 방법은 날로 먹거나 또는 약간 쪄서 먹는 것이다. 특히 자궁경부암의 예방을 위해서는 날로 또는 으깨서 먹는 것이 체내 흡수에 가장 좋다. 이를 조리하게 되면 설포라판이라는 브로콜리의 대표적인 항암물질을 파괴하게 된다(연구에 따르면 90% 이상이 파괴된다고 한다).

전립선암과
항암 컬러푸드

　전립선암은 이미 전 세계의 남성들이 앓는 흔한 암이 되어버렸다. 이전에는 서구의 발병률이 현저히 높았지만 최근에는 한국에서의 발병률도 점차 높아지고 있는 추세이다. 만일 지금 추세가 지속된다면 전 세계 남성 6명 중 1명에게서 전립선암이 발견될 것이라는 분석이다.

　전립선암이 다른 신체 부위로의 전이가 없을 경우 일찍 발견된다면 수술이나 방사선치료 등을 통해 성공적인 치료를 할 수 있다. 하지만 조기에 특별한 증상이 없어 발견시기가 늦어졌다면 전이가 이루어졌을 확률이 높고 예후는 급격하게 나빠지게 된다. 전립선암은 가족력과 상당히 관련이 많다. 가족력을 가진 경우가 그렇지 않은 경우보다 현저하게 높은 발병률을 보인다. 직계가족(아버지, 형제 또는 자식)이 전립선암을 가지고 있다면 발병확률은 무려 2배나 높고 두 명 이상의 친척이 전립선암을 앓았다면 발병확률은 거의 4배에 이르게 된다. 만일 가족들이 젊은 나이에 발병했다면 그 위험도는 더욱 커진다.

전립선암의 주된 원인은 남성 호르몬 대사와 식이이기 때문에 전립선암을 진단받았을 경우라면 식이요법은 정말로 중요하다. 의학적 처치는 당연히 필수적이지만 효과적인 식이요법 또한 질병을 관리하는 데 있어서 못지않게 중요한 것이다. 전립선암은 빨리 진행되지는 않지만 남성의 인생 전반에 걸쳐 천천히 진행되는 암이다. 최대한 빨리 발견해야 하고 또 평소에 전립선에 이로운 식생활 습관으로 바꾸는 것이 최선이다. 전립선암에 도움이 되는 항암 컬러푸드를 몇 가지 소개해보면 다음과 같다.

석류

석류는 원래 이란, 파키스탄 등 아시아에서 재배됐는데 최근에는 미국을 비롯한 많은 나라에서도 재배되고 있다. 씨앗의 가피에서 추출된 과일주스는 음료와 식사 보충제로 종종 사용된다. 여러 연구에서 석류가 항산화 및 항죽상경화 효능이

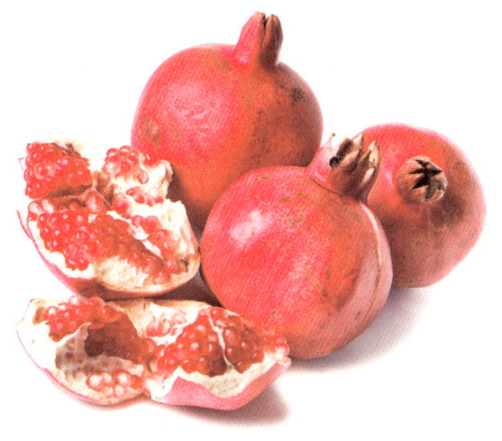

▲ 석류는 염증 신호를 억제하고 전립선암의 증가를 방해하고 혈청 전립선암 특이항원 농도를 낮춘다.

있는 것으로 밝혀졌다. 이는 석류가 탄닌, 플라보놀, 안토시아닌, 엘라직산과 같은 복합적인 폴리페놀을 함유하고 있기 때문이다. 석류는 또 염증 신호를 억제하고 전립선암의 증가를 방해하고 혈청 전립선암 특이항원 농도를 낮춘다. 한 동물실험에서는 에스트로겐 합성 및 유방암 세포의 증식을 억제하는 효과도 나타났다. 석류주스의 섭취는 관상동맥경화 환자에게 도움이 된다. 고혈압, 고지혈증, 경미한 발기부전이 있는 환자, 심장병 환자에게도 유익하다. 석류주스의 부작용은 상대적으로 드물다. 그러나 석류주스가 포도주스와 비슷하게 CYP P450을 억제한다고 하므로 항암제 치료를 받는 경우는 과다하게 섭취해서는 안된다.

토마토

　토마토는 전립선암을 예방하는 특별한 효능을 지니고 있다. 첫 번째로 꼽는 것은 바로 매우 강력한 항산화 물질인 라이코펜을 가지고 있다는 사실이다. 47,894명의 남성을 대상으로 한 임상연구에서는 토마토를 1주일에 10개 이상 섭취한 군이 대조군에 비해 전립선암에 걸릴 확률이 34% 감소된 것을 확인하였다. 토마토 페이스트나 주스, 케첩 등에 들어 있는 라이코펜은 자연 토마토보다 더 활성도가 높은 것으로 보인다. 자연상태로 라이코펜의 활성도를 높이려면 살짝 익혀서 먹는 것이 더 좋다. 라이코펜은 베타카로틴이 함께 있을 때 체내에 잘 흡수된다. 신기하게도 자연 상태의 토마토에는 이 베타카로틴도 함께 들어 있다.

아보카도

아보카도는 아름다운 피부를 유지시키는 효능 때문에 많은 인기를 끄는 과일이다. 이 뿐만이 아니라 아보카도가 암을 예방하는 효과도 있다는 실험 결과가 나와 주목을 받고 있다. 특히 전립선암 및 구강암의 위험을 감소시키는 데 효과적이다. 아보카도에 항암 영양물질이 풍부하게 들어 있는 사실을 고려해 본다면 별로 놀랍지도 않다. 아보카도는 아스파라거스와 함께 항산화물질인 글루타치온의 보고로 손꼽힌다. 더욱이 아

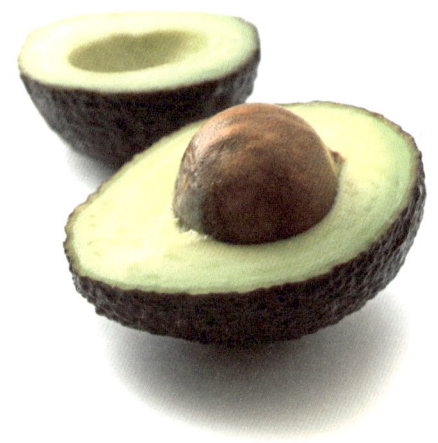

▲ 아보카도는 특히 전립선암 및 구강암의 위험을 감소시키는 데 효과적으로 항산화물질인 글루타치온의 보고이다.

보카도는 비타민 E, 비타민 C, 루테인의 좋은 식이원천이 되기도 한다. 미국 캘리포니아 주립대학 데이비드 헤버 박사는 아보카도 추출물이 전립선암의 성장을 현저히 억제했다는 결과를 발표했다. 그는 "사람들이 흔히 즐겨먹는 20종의 과일 가운데서 아보카도가 항암물질인 루테인을 가장 많이 함유하고 있다."고 했다.

아마씨

아마씨는 전통적으로 기침, 감기, 변비, 요로 감염을 치료하는 데 상용되었다. 여기에는 오메가 3 지방산과 천연 에스트로겐인 리그난이 풍부하게 들어 있다. 아마씨는 신장을 보호하는 효과가 있는 것으로 보이고 또 경미한 폐경 증상도 개선시킨다. 아마씨에서 유래된 리그난은 2형 당뇨환자의 혈당조절을 개선하는 효능을 가지고 있다. 실험상 아마씨는 인간 유방암, 전립선암, 흑색종을 억제한다. 듀크대학 연구팀은 전립선암 수술이 예정된 161명의 남성을 대상으로 아마씨의 효능에 대한 평가를 진행했으며, 매일 아마씨 30g을 30일간 먹게 한 군에서 대조군에 비해 암세포 성장 속도가 30~40%가량 저하된 사

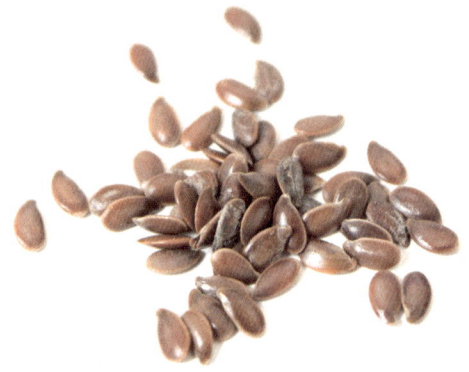

▲ 아마씨에는 오메가 3 지방산과 천연 에스트로겐인 리그난이 풍부하게 들어 있어 유방암, 전립선암, 흑색종의 증식을 억제한다.

실을 발견하였다. 아마씨는 에스트로겐 유사 효과를 나타낼 수 있으므로 에스트로겐 수용체 양성 유방암 환자는 주의해서 섭취해야 한다.

에필로그

음식을
약으로 만들어라

색깔이 생생하게 살아 있는 음식들은 암의 예방과 전이·재발 방지에 있어서 매우 중요한 역할을 한다. 최근의 연구결과들은 식이요법이 위암, 대장암, 유방암, 전립선암, 폐암 등 많은 암 발생 위험을 감소시킨다는 사실을 확인해주고 있다.

높은 농도의 카로티노이드를 함유한 채소와 과일(당근, 고구마, 시금치, 케일, 파파야, 토마토 등), 십자화과 채소류(꽃양배추, 양배추, 갓류 식물, 청경채, 브로콜리 등)와 항산화 컬러푸드(블루베리, 블랙베리, 포도, 녹차, 마늘 등)는 암 발생을 감소시키는 것과 매우 밀접한 관련이 있다는 사실은 이제 너무도 보편적으로 알려져 있다. 초록색 브로콜리에 포함된 다이인돌릴메테인 *DIM*이나 보라색 가지에 포함된 안토시아닌과 같은 컬러식물 영양소들은 모두 함께 협력하여 암 예방을 위한 최선의 도움을 준다. 이 속에는 빨강, 주황, 노랑, 초록, 하양, 파랑, 보라, 검정 등 형형색색의 화려한 색깔들이 그 주요한 항암역할을 하는 성분으로 작용한다는 사실은 과학적으로 충분히 규명되었다.

한 가지 주의할 점이 있다. 음식의 특정 성분이 어떤 항암효과가 있다고 해서 그것만 집중적으로 먹는다면 오히려 해가 될 수 있다는 것이다. 특정 건강상의 이득을 주는 식물의 기전들을 제대로 이해하는 것도 중요하지만 특정 화합물을 억지로 독립시키기 위해 노력하는 순간 오히려 성분의 덫에 걸려 허우적대기 쉽다. 시중에 넘쳐나는 각종 건강보조식품들 중 특정 성분만을 화학적으로 추출하여 만든 제품들이 대표적이다.

앞에 나온 항암 컬러푸드들을 중심으로 멋진 식단을 만들어 보도록 하자. 아침마다 마시는 녹즙으로는 브로콜리, 신선초,

양배추, 당근, 토마토, 블루베리 각 50g, 레몬 15g이면 훌륭한 레인보우 녹색 녹즙이 탄생하게 된다. 또 토마토, 양배추, 당근 각 70g, 비트 30g, 포도 60g, 레몬 15g이면 또한 멋진 레인보우 자색 녹즙이 만들어진다. 즉 하루 필요 야채량인 350g을 무난히 섭취할 수 있는 약 180~200ml의 녹즙이 만들어지는 것이다. 한 끼 식사를 대용할 수 있게끔 호박이나 고구마는 쪄서 먹거나 요거트와 섞어 갈아서 라떼처럼 먹을 수 있고, 알로에는 껍질을 벗겨 낸 후 요거트 또는 사과와 함께 갈아서 또한 라떼처럼 먹을 수 있다. 마늘은 전기밥솥에 보온으로 15일간 두었다 꺼내 일주일 정도 말려 흑마늘의 형태로 만들어놓으면 먹기가 훨씬 수월하다. 녹차나 루이보스차, 올리브잎 차는 따뜻하게 하루 기호에 따라 2~3잔 정도 마신다. 반찬으로 아스파라거스나 양파는 살짝 데쳐 초고추장에 찍어 먹고, 파파야는 채를 썰어 나물처럼 무쳐서 먹는다. 석류와 아보카도는 주스로 만들어 먹고, 아마씨와 호두는 샐러드에 드레싱처럼 한 스푼씩 뿌려 먹는다.

컬러영양소 하나하나가 인체에 이익을 주는 것을 따지는 것보다는 이들이 함께 어울려져 천연의 상태로 맛난 식단을 만들어낼 때 이들은 비로소 진정한 가치를 발휘한다. 즉 각각의 천연색깔들이 배합되어 소위 "레인보우 헬씨푸드 *Rainbow Healthy Food*"를 만들어 내야만 비로소 이를 통한 '색깔의 반란'이 일어난다는 뜻이다.

아직 더 많은 연구들이 필요하지만 식이요법이 암 예방에 중대한 영향을 미친다는 사실에는 변함이 없다. 어떤 특정 영양소가 암 예방에 가장 큰 효과를 내는지에 대한 과학적 근거는 이미 넘쳐나게 많이 나오고 있고 또 중요하지만, 실제 식단에 있어서 형형색색의 컬러 항암푸드를 조화롭게 어울리게 해 그 식물 영양소를 효율적으로 섭취하는 것이 가장 바람직하다. 지지금부터라도 모든 먹는 것들의 컬러를 한 가지 한 가지씩 천천히 음미해보도록 하자. 통밀, 다양한 채소와 과일, 콩류, 차(녹차 혹은 홍차), 견과류, 종자 등에 들어있는 빨주노초파남보의 화려한 색깔을 어우르는 항암 컬러식탁은 암을 예방하고 또 전이·재발을 방지하는 데 있어서 무한한 시너지 효과를 나타낼 것이다.

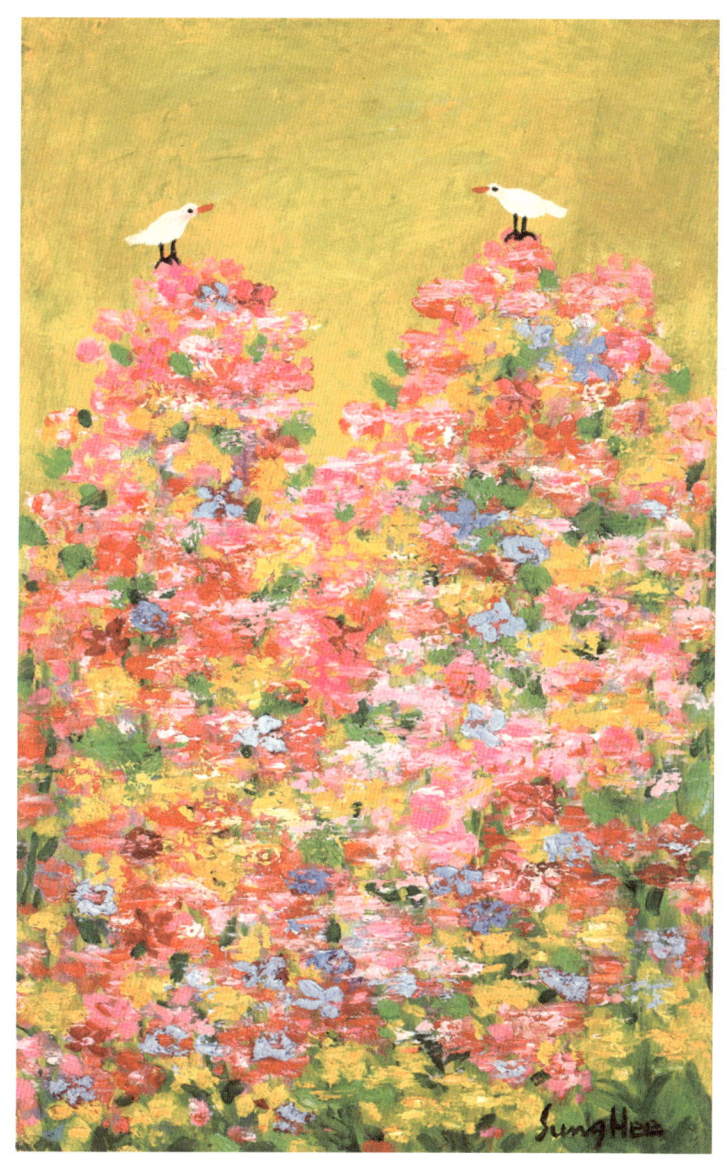

노랑은 자신감, 안정감, 책임감, 믿음, 용기를 주고, 복부에 평화가 깃들어 위장을 편하게 만들어 준다.

용어설명

거대적아구성 빈혈: 세포질은 정상적으로 합성되지만 핵의 세포분열이 정지되거나 지연되어 세포의 거대화를 초래하는 빈혈 질환.

고밀도 콜레스테롤: 혈중의 고밀도 지방단백질에 함유된 콜레스테롤.

괴혈병: 비타민 C의 결핍으로 생기는 병으로서 음식물 속의 비타민 C 부족, 장의 흡수장애, 세균감염으로 인한 체내 수요량 증가 등에 의해 발병. 증상은 출혈과 뼈의 변질 등이 있는데 서서히 진행하는 편.

구강점막염: 구강에 발생하는 점막염으로 구강 내부의 색조 이상과 타액 분비 감퇴, 점막 구조 변화, 입술 및 혀에서의 부종 등의 증상이 나타남.

궤양성 대장염: 대장에 염증 또는 궤양이 생기는 질환으로 아직 원인이 밝혀지지 않은 만성 재발성 질환.

글루타티온: 세 가지 아미노산의 중합체로 체내 산화환원반응에서 중요한 역할을 하는 물질.

금속기질분해효소: 세포의 기질을 분해하는 금속단백질분해효소의 총칭. 여러 종의 콜라게나아제, 젤라티나아제, 스트로멜라이신, 매트릴라이신 등이 들어 있음.

니트로소아민: 자연계에 널리 분포하는 발암물질의 일종. 야채, 과일, 음료수에 들어 있는 질산염은 체내에서 환원되어 아질산염이 되고 이것이 식품 내의 아민, 아미드류와 함께 위내에서 반응하여 니트로소아민을 생성. 약 300종이 알려져 있는데, 동물의 여러 장기에 악성종양을 형성함.

다발성 골수종: 형질세포가 비정상적으로 분화 및 증식되어 나타나는 혈액암. 이는 종양을 만들고 뼈를 녹여 통증을 유발하고 잘 부러지게 하며, 골수를 침범하여 백혈구, 적혈구, 혈소판 수치를 감소시켜 빈혈, 감염, 출혈의 위험도를 증가시킴.

대식세포: 동물 체내 모든 조직에 분포하여 면역을 담당하는 세포. 침입한 세균 등을 잡아서 소화하여 그에 대항하는 면역정보를 림프구에 전달.

도세탁셀: 파클리탁셀(주목에서 발견된 항암물질)의 반합성 물질.

독소루비신: 안트라싸이클린계 항생제로 암 세포의 DNA에 결합하거나 DNA 사이에 끼어들어 암 세포 복제를 억제하여 죽게 만드는 원리를 가지고 있는 항암제.

레티놀: 비타민 A의 한 종류로 순수비타민이라고도 함. 피부의 표피세포가 원래의 기능을 유지하는 데 중요한 역할을 함.

로돕신: 눈의 망막에 있는 막대모양의 간상세포에 함유되어 있는 붉은색의 빛을 감지하는 단백질.

리놀레산(오메가 3): 2개의 이중결합을 가지는 불포화지방산으로 우리 몸에 반드시 필요한 필수 지방산이지만 체내에서 생성되지 않는 영양소.

만성 림프성 백혈병: 면역기능을 담당하는 림프구가 미성숙상태로 증식하여 장기로 침입하는 백혈병.

망막세포: 척추동물에서 망막을 구성하는 세포의 총칭.

메타분석: 동일하거나 유사한 연구 주제로 실시된 많은 통계적 연구를 다시 통계적으로 통합하고 종합하는 문헌 연구의 한 방법.

메토트렉사트: 백혈병을 비롯하여 여러 가지 종양을 치료하는 데 쓰는 항종양제. 특히 육모 상피종의 치료에 효과가 좋으나 오래 쓰면 백혈구 감소, 설사 등의 부작용이 있을 수 있음.

메티오닌: 황을 함유하는 α-아미노산의 일종으로 사람의 필수아미노산 중 하나. 해독 작용 외에도 피로 회복과 항암 효과, 혈압 강하 효과도 갖추고 있음.

무작위배정: 치료군과 대조군의 환자에게 치료방법을 연구자의 의지가 개입되지 않도록 무작위로 배정하는 기법을 사용한 연구방식.

미로시나아제: 식물체 중의 글리코시드결합을 끊는 효소로서 십자화과 식물과 몇 가지 고등식물, 곰팡이류, 세균류 등에 존재.

배당체: 탄수화물분자가 들어 있어 당분, 알콜, 페놀 따위로 가수분해되며, 주로 식물성의 물질.

베타카로틴: 자연계에 존재하는 500여 종류의 카로티노이드 중의 하나이며, 녹황색

채소와 과일 그리고 조류에 많이 함유. 특히 당근, 클로렐라, 스피룰리나, 고추, 시금치, 쑥, 쑥갓, 질경이, 케일, 곶감, 살구, 황도, 망고, 바나나, 김, 미역, 파래, 다시마 등에 많이 들어 있음.

베타-크립토잔틴: 카로티노이드의 일종. 뼈 형성을 촉진하는 작용.

보테조미브: 단백질을 억제하는 프로테아좀이라는 효소를 억제하는 효능을 가진 다발성 골수종 등을 치료하는 표적항암제.

비침윤성 암: 기저막 안에서는 자라지만 혈관이나 림프관을 침투하지 못하여 다른 장기로 전이하지 않는 암.

생체지표: 발암, 유전질환, 노화 등이 진행되는 단계 중 특징적으로 나타나는 형태학적·생화학적·분자생물학적 변화. 생체지표를 검색함으로써 물질의 위해성을 판단할 수 있음.

설파이드: 황화 무기 또는 유기 화합물과 황화합물을 반응시켜 황화물을 형성하는 반응.

설포라판: 이소시아네이트의 일종으로 글루코시놀레이트가 소화 과정 중에 미로시나아제에 의해 가수분해되어 설포라판이 됨. 항산화능이 우수한 것으로 알려져 있으며 항암 및 헬리코박터 파이로리 억제 효과 이외에 염증 유발인자 활성을 저해하는 것으로 알려져 있음.

세포성 면역 : 바이러스에 감염된 세포나 종양세포와 같이 체내에 존재하는 세포와 다르게 변형된 세포가 세포 독성에 의해 그러한 세포들을 제거하도록 면역을 유도하는 것.

세포외 신호 조절 키나아제(ERK/SP1): ERK는 포유류 인산화효소의 유전자 명칭. SP1는 SV40바이러스의 프로모터에 6군데 존재하는 GGGCGG 모티프에 결합하는 전사인자.

세포자멸사: 생체 스스로 불량으로 만들어진 세포나 암세포 등 잘못된 정보를 가진 세포들을 스스로 파괴하는 것.

수모세포종: 18세 이하의 소아에서 가장 흔하게 발생하는 원발성 뇌종양.

신장 결석: 신장에서 형성된 작은 입자가 신장 내부나 요도에 존재하는 질환.

심장 독성: 항암제를 반복적으로 맞아 체내 항암약물의 용량이 일정량을 넘게 되면 심근에 영향을 주어 심장기능이 약해지는 것.

아플라톡신: 미생물 독성대사 물질로서 곰팡이류가 만들어 내는 진균독(mycotoxin)의 한 종류로 누룩균에서 생산됨. 여러 진균독 중에 독성이 매우 강하고 발암성, 돌연변이성이 있으며, 사람이나 동물에게 급성 또는 만성 장애를 일으킴. 쌀, 땅콩을 비롯한 탄수화물이 풍부한 농산물이나 곡류에서 잘 번식.

알로인 A: 노랗고 약간 갈색을 띠는 알로에의 성분으로 장운동을 촉진하는 효능을 가짐.

알파 카로틴: 카로티노이드의 일종. 황색이나 오렌지색 또는 진한 초록색의 야채, 김이나 일부의 어패류에 많이 함유되어 있고 특히 당근과 김에는 풍부하게 함유되어 있으며 동물의 몸 안에서는 비타민 A로 변함.

약동학: 생체에 영향을 줄 수 있는 약이나 독에 대한 학문.

역학 연구: 인간 집단 내에서 일어나는 유행병의 원인을 규명하는 학문.

와파린: 간에서 생성되는 혈액응고인자의 생산을 방해함으로써 혈액이 응고되는 것을 막는 항응고제의 일종.

요로상피세포암종: 진단 당시 종양의 병기가 높고 전이 빈도가 높은 공격적 임상양상을 보이는 변종으로 알려져 있음.

위약: 임상의약의 효과를 검정할 때에 대조하기 위해 투여하는, 약리학적으로는 전혀 효과가 없거나 약간 유사한 약효를 갖는 물질. 약제 투여의 심리적 효과를 배제할 목적으로 이용.

윌름스 종양: 소아의 복부에 발생하는 악성 종양. 신장의 태아성 암인데 간혹 양쪽 신장에 발병하는 경우도 있고 반신비대(半身肥大) 등의 기형을 합병하는 일도 있음. 대부분 3세 미만 어린이에게 많고 갓난아기에게서 검진되는 일이 많음.

유전자 전사: DNA를 원본으로 사용하여 RNA를 만드는 과정을 말함.

이리노테칸: 항종양제로 식물성 알칼로이드로 불리는 계열에 속하는 항암제. 세포 주기 선택적으로 작용하는 항암제로 DNA의 합성을 막아 세포 분열을 저해.

인슐린 유사 성장인자-1(IGF-1): 인슐린과 비슷한 분자 구조를 가진 호르몬으로 소아 성장에 중요한 역할을 할 뿐만 아니라 성인에서도 계속 작용하여 신체유지 효과를 나타냄.

자연살해세포: 선천면역을 담당하는 중요한 세포. 체내에는 총 약 1억 개의 NK세포가 있으며 T세포와 달리 간이나 골수에서 성숙. 바이러스 감염세포나 종양 세포를 공격하는 것으로 알려져 있음.

저밀도 콜레스테롤: 혈중의 저밀도 지방단백질에 함유된 콜레스테롤.

전립선 특이항원(PSA): 전립선의 상피세포에서 합성되는 단백분해 효소로 전립선 이외의 조직에서는 거의 발현되지 않아 전립선암의 선별에 이용되는 유용한 종양표지자.

젬시타빈: 항암제의 일종으로 동결건조된 흰색 내지 회백색의 덩어리 또는 분말상태이며, 녹였을 때 맑고 무색 내지 옅은 미색의 용액.

죽상동맥경화증: 주로 혈관의 가장 안쪽을 덮고 있는 내막에 콜레스테롤이 침착하고 내피세포의 증식이 일어난 결과 '죽종(atheroma)'이 형성되는 혈관질환.

체계적 고찰: 사전에 엄밀하게 정의된 방법론에 따라 선행논문들을 선별, 통합, 결과를 도출하는 연구.

체액성 면역: 세포 외부의 조직이나 혈액에 존재하는 항원에 대해 우리 몸이 반응하여 항체 생산과 같은 반응이 일어나는 면역 작용.

카로티노이드: 과일 및 야채에서 얻을 수 있는 강력한 항산화 물질. 카로티노이드란 자연에 존재하는 빨강, 노랑 및 오렌지 색소로써 특히 우리가 섭취하는 과일과 야채에 다량 분포.

카르니틴: 동물의 대사과정에서 지방산을 미토콘드리아로 옮기는 데 필요한 역할을 하는 효소.

카보플라틴: 알킬화제에 속하는 항암제로 세포 내 DNA 내 특정 그룹을 공격하여, DNA, RNA, 단백 합성을 저해하여 항암 효과를 나타냄.

카테콜라민: 교감신경의 작용을 항진시킬 수 있는 일련의 화합물.

칼콘: 유도체로 부테인, 카르타몬, 카르타민 등의 식물색소가 있으며 칼콘류로 총칭되는 물질.

콜리플라워: 지중해 연안에서 야생하는 크레티카 양배추(B. cretica)로부터 변이된 것. 잎은 잿빛을 띤 녹색이며 꽃방석처럼 퍼져 있고 양배추보다 깊.

쿠마린: 헤테로고리계열에 속하는 유기화합물로써 외관상 무색 결정.

토포이소머레이즈: DNA 복제 시 꼬여있는 DNA를 풀어주는 작용을 하는 효소.

트립신 저해물질: 단백질을 분해하는 효소인 트립신의 작용을 억제하는 성분.

티로신 인산화효소: 단백질의 티로신 잔기를 특이적으로 인산화하는 단백질 인산화 효소.

파클리탁셀: 주목에서 발견된 항암물질로 태평양 주목(Taxus brevifolia)의 가지에서 추출됨.

펙틴: 감귤류 또는 사과즙의 찌꺼기를 묽은 산으로 추출하여 얻어지는 정제된 탄수화물의 중합체로 식품에 응고제, 증점제, 안정제, 고화방지제, 유화제 등으로 사용.

폴리페놀: 폴리페놀은 우리 몸에 있는 활성산소(유해산소)를 해가 없는 물질로 바꿔주는 항산화물질 중 하나.

프로비타민 A: 음식물로 섭취될 때는 비타민이 아니지만 체내에서 비타민으로 전환되는 물질. 동물의 체내에서 비타민 A로 전환되는 물질.

프로테아제 : 단백질과 펩타이드결합을 가수 분해하는 효소로서 단백질분해 효소라고도 함. 동식물의 조직이나 세포, 미생물에 널리 존재.

플라보노이드: 식품에 널리 분포하는 노란색 계통의 색소로, 페닐기 2개가 C3사슬을 매개하여 결합한 탄소골격구조로 되어 있음. 산성에서는 안전하여 색이 더욱 선명해지지만, 강한 알칼리에서는 그 구조가 변하여 짙은 노란색이나 갈색으로 변함.

헬리코박터 파이로리균: 위염과 소화성 궤양의 원인이 되는 위에 기생하는 나선형 모양의 세균.

혈관내피 성장인자(VEGF): 혈관신생유도와 혈관의 투과도를 증가시키는 역할을 함. 종양의 성장 및 전이를 돕게 되는데 이런 경로를 차단해서 신생혈관 생성을 억제하는 표적 치료제들이 나오기도 함.

혈색소증: 철대사 이상에 의해서 철이 각종 장기, 특히 간, 췌장, 피부에 침착해서 피부의 청동착색, 간경변, 당뇨병 등의 증상을 나타내는 질환.

호르몬 수용체: 표적기관의 세포에 존재하면서 호르몬과 특이적으로 결합하는 물질. 특정한 호르몬에 친화성이 있어 호르몬과의 결합에 의한 구조변화에 의해 대응하는 세포의 활성변화를 유도하는 단백질분자 또는 분자복합체.

CYP 1A2: 간에서 카페인을 분해하는 효소.

CYP 3A4: 우리가 먹는 약의 분해 및 배설에 가장 많이 관여하는 효소.

CYP P450 2E1 효소: 간에서 알코올을 아세트알데히드로 분해하는 핵심 효소로, 분해 과정에서 활성산소가 발생.

NF-κB: DNA의 전사를 조절하는 복합단백체로 면역 및 암과 관련됨.

p16INK4a: 이 유전자가 발현되면 세포는 분열을 멈추고 염증 반응을 일으키는 여러 신호물질을 내보낸 뒤 죽음을 맞음.

T세포 : 흉선에서 유래하는 세포성 면역을 담당하는 림프구로 면역에서의 기억능력을 가지며 B세포에 정보를 제공하여 항체 생성을 도울 뿐만 아니라 세포의 면역에 주된 역할을 담당함.

T-헬퍼 림프구: 면역계의 작용에 중요한 역할을 하는 림프구(백혈구의 한 종류)의 일종으로 다른 면역 세포들을 활성화시키고 지휘하는 역할을 함.

참고 문헌

김달래.『항암식품 88(내 몸을 살리는 체질별)』경향신문사(2013)

김선현.『컬러가 내 몸을 바꾼다』도서출판 넥서스(2009)

노무라 준이치 지음/김미지자 옮김.『색의 비밀』도서출판 국제(2006)

대한암협회.『항암 식탁 프로젝트』비타북스(2009)

박건영 등.『암을 이기는 한국인의 음식 54가지』연합북스(2013)

박광수.『손으로 색으로 치유한다』정신세계사(2006)

박광수.『의식주 Healing Color』엔자임 하우스(2014)

배리에 캐실레스 등.『Herb-Drug Interactions in Oncology』PMPH(2010)

베산토 멜리나.『Healthy Eating for Life to Prevent and Treat Cancer』John Wiley & Sons Inc(2002)

에바헬러 지음/이영희 옮김.『색의 유혹』예담(2002)

윤동혁.『색, 색을 먹자』기획출판 거름(2010)

이강권.『컬러푸드 건강혁명』팜파스(2005)

이승혁.『밥상 위의 항암식품』건강다이제스트사(2005)

이재만.『한국의 전통색』일진사(2011)

잉거네스 지음/김정숙 옮김.『삶을 풍요롭게 하는 컬러에너지』슈리크리슈나다스아쉬람(2006)

정명호.『암에 걸려 암을 이기니 암박사』아카데미북(1999)

최선혜.『내 가족을 살리는 생활영양 이야기』훈복문화사(2005)

카시마 하루키 지음/이준 편역.『경이로운 색채치료법』중앙생활사(2007)

쿠와지마 미키, 카와구치 유키토 편저/김상협 감수/이규원 옮김.『빛과 색의 신비』한울림(2011)

참고 논문

갈레원 등. Public Health Nutr. 2008:1-4.

갈리치오 등. Am J Clin Nutr. 2008;88(2):372-83.

고스 등. Nutr Cancer. 2008;60(3):331-41.

골딘 등. Blood. 2009;113(23):5927-37.

그레인거 등. Urol Oncol. 2008;26(2):125-32.

그리피스 등. Rheumatology. 2000;39:1102-9.

김 등. Nutr Cancer. 2010;62(2):181-9.

나이크 등. Int J Gynecol Cancer 2006;16(2):786-90.

네츄타 등. Am J Clin Nutr. 2012;96(5):1056-63.

다바마네스 등. Oral Surg Oral Med Oral Pathol Oral Radiol. 2013;116(6):702-708.

드위어 등. Circulation 2001;103:2922-7.

라웬다 등. J Natl Cancer Inst. 2008;100(11):773-783.

람손 등. Altern Med Rev. 2000;5:196-208.

레오 등. Am J Clin Nutr. 1999;69(6):1071-85.

로 등. Am J Clin Nutr. 2011;93(5):1053-61.

로스 등. Am J Clin Nutr. 2012;96(4):902-10.

리 등. Cancer prevention research. 2013;6(1):27-39.

리나베리 등. 2012;129(6):1125-33.

리소니 등. In Vivo. 2009;23(1):171-5.

리에들 등. Clin Immunol. 2009;130(3):244-51.

린 등. Chem Biol Interact. 2008;174(3):177-82.

마 등. 2014;6(222):222ra18. doi: 10.1126/scitranslmed.3007154.

마니스토 등. Am J Epidemiol. 2007;165(3):246-55.

메이어 등. Int J Cancer. 2008;122(7):1679-83.

명 등. Int J Cancer. 2009;124(3):670-7.

모에텔 등. N Engl J Med. 1985;312(3):137-41.

무스 등. Altern Med Rev. 2000;5(2):164-73.

문 등. J Agric Food Chem. 2010;58(11):6672-7.

뮤랄리크리스난. Chemotherapy. 2010;56(4):298-302.

밀버리 등. Invest Ophthalmol Vis Sci. 2007;48(5):2343-49.

바수 등. European Journal of Nutrition. 2007;61:295-303.

반 등. J Urol. 2008;180(6):2314-21.

버거 등. Biochem Biophys Res Commun. 2001;288:101-5.

벨 등. Gynecol Oncol 2000;78:123-9.

보스쿠일 등. Nutr Cancer. 2008;60(3):342-53.

보흠 등. Molecular Nutritoin and Food Research. 2012;56:296-303.

본섹 등. Food Chem. 2012;134(4):1878-84.

부닌 등. Cancer Epidemiol Biomarkers Prev 2006;15(9):1660-7.

브래들로우 등. Cancer Epidemiol Biomarkers Prev 1994;3:591-5.

비에더만 등. J Crohns Colitis. 2013;7(4):271-9.

사나펠트 등. Cancer. 2013;119(2):363-70.

사밀라 등. Clin Nutr. 2014;33(4):718-26.

사티아 등. Am J Epidemiol. 2009;169(7):815-28.

소스케스 등. Urology. 1999;54:960-3.

수 등. Gen Dent. 2002;50:140-6.

슈와즈. J Nutr. 2008;138(1):49-53.

스러브솔 등. Cancer Res 2001;61:7136-41.

스미츠 등. Psychopharmacology. 2014;231(19):3879-88.

스크로더 등. Hematol.Oncol 1986;3:241-7.

신 등. Anticancer Drugs. 2009;20(7):584-8.

신두 등. Eur J Cancer Prev. 2013;22(4):320-7.

실라지 등. J Hypertension 1994;12:463-8.

심 등. J Med Food. 2012;15(9):818-823.

엔고 등. J Nutr. 2007;137(10):2264-9.

엘아타르 등. Anticancer Drugs. Feb 1999;10(2):187-93.

예음 등. J Korean Med Sci. 2007;22(1):7-11.

오 등. Mediators Inflamm. 2013;2013:787042.

올슨 등. Oncol Nurs Forum. 2001;28(3):543-7.

왕 등. Anticancer Res. 2011;31(10):3171-80.

왕 등. PLoS One. 2012;7(12):e51764.

워팅톤 등. Cochrane Database Syst Rev. 2011;(4):CD000978.

월터 등. Cancer Epidemiol Biomarkers Prev. 2011;20(10):2298-308.

웡 등. J Cell Biochem Suppl 1997;28-29:111-6.

이 등. Blood. 2004;104(3):788-94.

이시카와 등. J Nutr. 2006;136(3 Suppl):816S-20S.

이와사 등. Biochemistry. 2013;52(51):9202-11.

장 등. Cardiovascular research. 2011;90(3):538-45.

조 등. Am J Clin Nutr. 2008;87(6):1837-43.

지오바누시 등. Annals of Internal Medicine 1998;129:517-24.

지오반누시 등. Int J Cancer. 2007;121(7):1571-8.

천 등. Proc Natl Acad Sci USA. 2005;102(38):13604-9.

천 등. Surgery. Jul 2004;136(1):57-66.

친 등. Int J Cancer. 2013;133(5):1033-41.

카우사 등. Cancer Lett. 2012;325(1):54-62.

캇수베 등. J Agric Food Chem. 2003;51(1):68-75.

콕스 등. Clin Cancer Res. 2006;12(15):4636-40.

콜레흐마이넨 등. Mol Nutr Food Res. 2012;56(10):1501-10.

쿠쿡 등. Cancer Epidemiol Biomarkers Prev. 2001;10:861-8.

크레아간 등. N Engl J Med. 1979;301(13):687-90.

크리스텐 등. Arch Ophthalmol. 2008;126(1):102-9.

탕 등. Neoplasia. 2011;13(2):108-19.

테일러 등. Br J Cancer. 2012;106(2):333-43.

토마셋 등. Cancer Prev Res (Phila). 2009;2(7):625-33.

토세티 등. FASEB J. 2002;16:2-14.

파다야티 등. PloS one. 2010;5(7):e11414.

패택크 등. J Am Coll Nutr. 2005;24(1):16-21.

페리 등. Clin Cancer Res. 1996;2:659-68.

펠루치 등. Cancer Causes Control. 2008;19(10):1209-15.

플레이슈아우어 등. Am J Clin Nutr 2000;72:1047-52.

피스터스 등. J Clin Oncol. 2001;19:1830-8.

하사니 등. Curr Pharm Des. 2010;16(26):2935-47.

헝 등. J Agric Food Chem. 2009;57(1):76-82.

헤네이 등. Cancer research. 2008;68(19):8031-8.

호엘즐 등. Mol Nutr Food Res. 2008;52(3):330-41.

흐싱 등. J Natl Cancer Inst. 2002;94(21):1648-51.

출간후기

색깔을 알면 몸과 인생이 달라진다

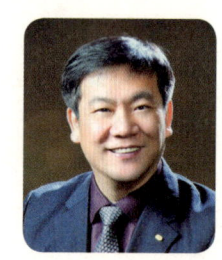

권선복
도서출판 행복에너지 대표
대통령직속 지역발전위원회
문화복지 전문위원

수명이 늘어날수록, 삶의 질이 향상될수록 '질병'에 대한 현대인의 관심은 커져 갑니다. 항암 컬러푸드에 대한 최신 자료와 정확한 정보를 담은 『색깔의 반란』의 출간이 더욱 기대되는 이유가 여기에 있습니다.

암 퇴치를 위해 연구에 매진하는 학자로서, 후학 양성을 위해 최선을 다하는 교수로서 몸이 둘이라도 모자란 상황이지만 우리 국민들의 건강을 위해 바쁜 시간을 쪼개서 좋은 원고를 써 주신 유화승 교수님께 다시 한 번 큰 박수를 보내드리며 공동저자인 정인숙 박사님께도 깊은 감사의 말씀을 함께 전합니다.

독자들이 이 책을 읽고 건강한 삶, 행복한 삶을 영위하시길 바라오며 모든 독자 분들의 앞날에 행복과 긍정의 에너지가 팡팡팡 샘솟으시길 기원드립니다.

함께 보면 좋은 책들

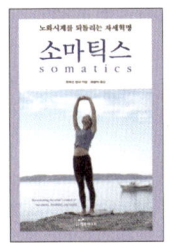

소마틱스

토마스 한나 지음 · 최광석 옮김 | 312쪽 | 값 17,000원

『소마틱스』는 나이가 들면서 겪는 문제를 역전시켜주는 실용적인 매뉴얼로 '노화' 문제라고 알고 있는 증상들에 대처하는 실질적인 '몸-마음 혁신 프로그램'을 제공한다. 많은 사람들이 근육경직, 만성요통, 통증, 피로 그리고 고혈압 같은 문제들을 '노화'로 인해 생기는 질환이라고 여기지만, 소마운동은 근육과 신경을 의식적으로 통제하여 모든 문제를 해결할 수 있도록 돕는다.

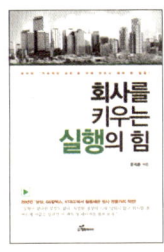

회사를 키우는 실행의 힘

홍석환 지음 | 312쪽 | 값 15,000원

많은 회사들이 좀체 성장하지 못하고 결국 문을 닫는 데에는 다 그만한 까닭이 있다. 책 『회사를 키우는 실행의 힘』은 기업의 성장을 위해 하지 말아야 할 것들은 무엇인지를 사례 중심을 알기 쉽게 전하고 있다. CEO는 물론 사회초년생까지, 회사 생활을 하는 사람이라면 반드시 알아야 할 이야기들이 담겨 있다.

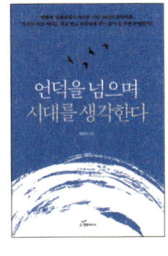

언덕을 넘으며 시대를 생각한다

정문수 지음 | 352쪽 | 값 15,000원

저자인 인하대 '정문수' 교수는 참여정부 시절 청와대 경제보좌관 자리에 오르는 등 대한민국을 대표하는 경제인이자 법학자이다. 변혁을 거듭했던 최근의 대한민국을 한눈에 들여다보고 '우리 사회의 구성원 모두가 행복하게 잘 살기 위해 무엇이 필요한가'를 제시한다.

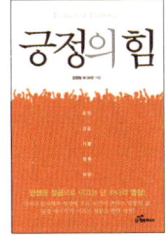

긍정의 힘

김영철 외 35인 공저 | 416쪽 | 값 17,000원

이 책은 성공을 거머쥐기 위해 반드시 갖춰야 할 자세 '긍정'의 힘이 얼마나 위력적인지를 다양한 목소리를 통해 들려준다. 자기 자신에 대한 굳건한 믿음, 아무리 힘겨워도 웃을 수 있는 밝은 마음이야말로 이 험난한 세상을 이겨나가게 하는 가장 큰 무기다. 긍정 선생이 전하는 도전, 성공, 웃음, 행복, 희망의 이야기를 만나보자.

미국으로 간 허준

"암이라는 질병으로 고통 받는 환자들을 위한 삶!"

유화승 교수의 **암치료**를 향한 열정과 세계 최고 **암센터 엠디앤더슨에서의 경험**, 그리고 암환자들이 믿을 수 있는 **통합 암치료**를 위한 **지침서**

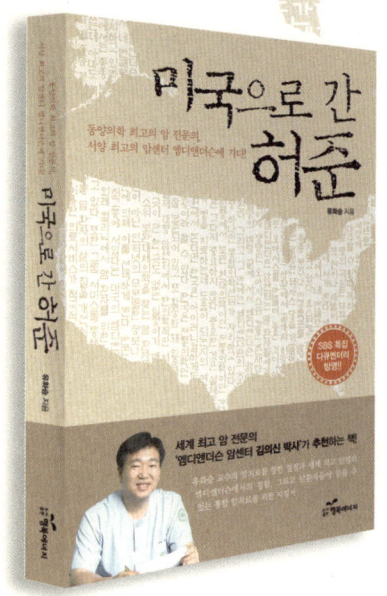

SBS 특집 다큐멘터리 방영!!

세계 최고 암 전문의
'엠디앤더슨 암센터 **김의신 박사**'가
추천하는 책!

환자에게 도움이 될 수 있는 치료법이 수용되기 위해서는 분명히 일정 수준 이상의 안전성과 유효성에 대한 근거가 있어야만 할 것이고 또 그 기준이 제시되어야만 할 것이며, 이는 전문 의료인을 통해 권고가 이루어져야 할 것이다. 이 책이 이러한 문제들을 풀어내는데 일조하여 암이라는 질병으로 고통 받는 많은 환자분들에게 있어서 작으나마 희망과 생명을 주는 "오아시스"와 같은 존재가 되길 기대하는 바이다.

유화승 지음 | 304쪽 | 값 15,000원

한의학적인 접근과 치료는 우리 몸 전반에 걸쳐 면역학적으로 영향을 주기 때문에 암 치료에 있어 보완대체의학으로의 역할을 충분히 발휘할 수 있다고 생각한다. 그런 의미에서 모든 의료인들과 암환자 및 그 보호자들에게 이 책을 강력히 추천한다.

김의신 前 미국 엠디앤더슨 암센터 핵의학과 주임교수,
現 얼바인 캘리포니아대학 교수

이 책을 통해 앞으로 한국 전통의학의 우수성이 전 세계에 더욱더 알려질 수 있고, 암이라는 질병으로 고통 받고 있는 수많은 환자들에게 희망의 메시지를 전달하기를 기원합니다.

최낙원 대한 보완통합의학회 · 대한 신경외과학회 회장